Emmanuelle Samouillan Bousquet

L'alimentation vivante pour une santé resplendissante

Emmanuelle Samouillan Bousquet

L'alimentation vivante pour une santé resplendissante

Les conseils de la Petite Fée Coquelicot

Éditions Vie

Impressum / Mentions légales
Bibliografische Information der Deutschen Nationalbibliothek: Die Deutsche Nationalbibliothek verzeichnet diese Publikation in der Deutschen Nationalbibliografie; detaillierte bibliografische Daten sind im Internet über http://dnb.d-nb.de abrufbar.

Information bibliographique publiée par la Deutsche Nationalbibliothek: La Deutsche Nationalbibliothek inscrit cette publication à la Deutsche Nationalbibliografie; des données bibliographiques détaillées sont disponibles sur internet à l'adresse http://dnb.d-nb.de.

Coverbild / Photo de couverture: www.ingimage.com

Verlag / Editeur:
Éditions Vie
ist ein Imprint der / est une marque déposée de
OmniScriptum GmbH & Co. KG
Heinrich-Böcking-Str. 6-8, 66121 Saarbrücken, Deutschland / Allemagne
Email: info@editions-vie.com

Herstellung: siehe letzte Seite /
Impression: voir la dernière page
ISBN: 978-3-639-83725-4

Sommaire

Introduction

Combien de personnes autour de vous ont une santé parfaite ? Combien au contraire supportent des traitements médicaux à vie, subissent des opérations chirurgicales diverses, souffrent de maladies lourdes, dites de civilisation ? Combien de personnes autour de vous sont mortes de cancers ? Combien de personnes autour de vous souffrent de problèmes cardio-vasculaires, de diabète, d'un taux de cholestérol trop élevé ? Combien de personnes autour de vous ne profitent pas de leur vieillesse à cause de la maladie de Parkinson, de la maladie d'Alzheimer, et j'en passe ? Et de façon moins grave, combien d'entre vous sont chaque année sujets aux rhumes, angines, otites, gastro-entérites et autres allergies ?
Oui, je suppose que chacun aujourd'hui reconnaît au moins un de ses proches dans les situations que je viens de citer. A quoi cela est-il dû ? Et comment s'en prémunir ?

Dans les différents chapitres de ce livre, je vais vous présenter le plus simplement possible les mécanismes physiologiques sur lesquels fonctionne notre corps, afin que vous compreniez mieux le « mode d'emploi » des humains que nous sommes… Comment vous aider à retrouver ou garder une pleine santé, mais aussi une belle énergie et un esprit serein : tel est mon but en écrivant ces lignes !

En effet, tout notre corps est composé de cellules. Que ce soient les organes, la peau, les autres tissus : tout notre organisme n'est qu'ensembles de cellules. Or, les cellules ont toutes les mêmes besoins : en connaissant ces besoins, et en adoptant une hygiène de vie qui permet de satisfaire ces besoins simples, chacun de nous peut reprendre en main sa santé physique, morale, et spirituelle !
Contrairement à ce que l'on pense souvent, la mécanique du corps repose sur quelques piliers simples, que tout le monde peut comprendre pour mieux les respecter…

Je vous encourage donc à vous lancer dans la grande aventure de la régénération, afin de reprendre en main les rênes de votre vie !

Emmanuelle Samouillan Bousquet

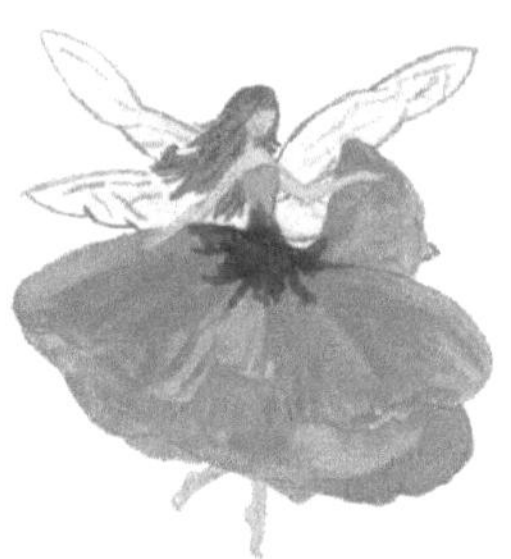

Vous pouvez me suivre sur mon blog, ***Petite Fée Coquelicot***, à l'adresse
http://vegetaliens.over-blog.com
Vous pouvez aussi vous abonner aux recettes que je publie, sur ***Cooklicot*** :
http://cooklicot.free.fr/

Chapitre 1 :

Les mécanismes de la vie

Si nous voulons atteindre une pleine santé, c'est-à-dire un fonctionnement optimal de notre corps, il faut que nous nous penchions sur les mécanismes de la vie : sur quels fonctions notre organisme s'appuie-t-il ?

Certaines nous viennent à l'esprit sans hésiter : la ***respiration*** par exemple, puisqu'il suffit que nous soyons privés d'oxygène pendant quelques minutes seulement pour mourir.

C'est le cas aussi de l'alimentation : le corps s'éteint si on le prive d'***eau*** pendant à peu près 3 jours, et on admet que la plupart des humains meurent après 30 jours sans ***manger***.

Tout le monde n'y pense pas, mais le ***sommeil*** est lui aussi indispensable : environ 11 jours sans dormir entraînent la mort.

Il y a un dernier mécanisme qui est vital au même titre que les précédents : l'***élimination des déchets*** de notre corps. On ne pense pas souvent à citer la fonction éliminative dans la liste des processus vitaux, parce que s'il y a un obstacle à l'élimination de nos déchets, la conséquence n'est pas une mort immédiate. On peut en effet vivre longtemps avec une mauvaise fonction d'élimination. Longtemps, oui. Mais dans quelles conditions ?

Les besoins vitaux :

- La respiration
- L'alimentation (nourriture et boisson)
- Le sommeil
- L'élimination des déchets

Afin de permettre à chacun de pouvoir adopter les mesures qui lui permettront d'aller vers une pleine santé et une belle énergie, nous allons nous pencher, dans les chapitres qui suivent, sur chacun de ces mécanismes.
Suivez-moi dans cette rapide exploration du vivant !

Chapitre 2 :

La respiration

La respiration est un phénomène automatique et inconscient qui fournit à notre organisme plus de 99% de son oxygène. Les mouvements respiratoires sont assurés par les muscles respiratoires intercostaux et par le diaphragme (muscle fin à la base des poumons, qui sépare la cage thoracique et l'abdomen). L'air remplit alors les poumons, qui ont chez l'adulte une capacité de 5 litres, à raison d'un demi-litre d'air environ à chaque respiration. Au repos, le rythme respiratoire d'un adulte moyen est de 15 respirations par minute. Chez des personnes en état méditatif, elle descend fréquemment jusqu'à 6...

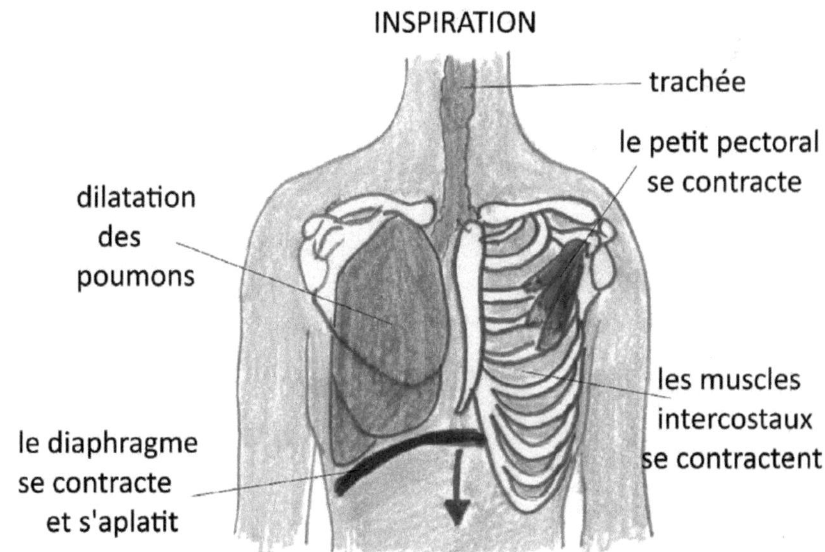

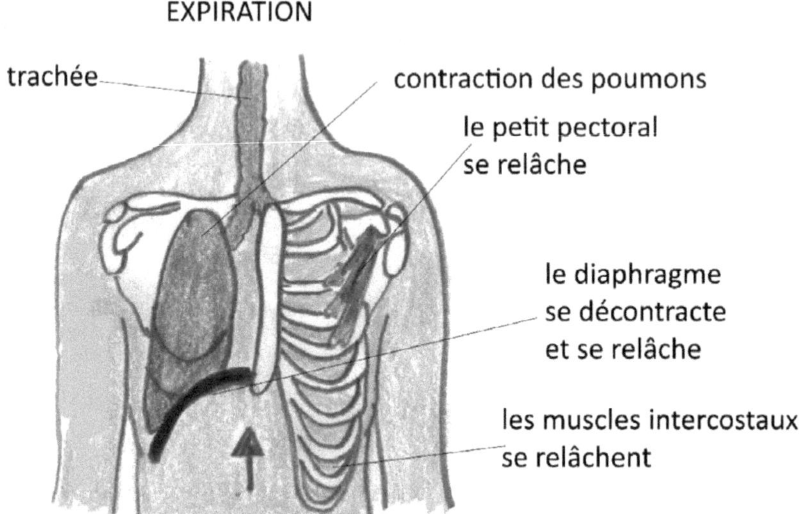

L'air que nous inhalons contient en majorité de l'azote (79%), de l'oxygène (20%), du dioxyde de carbone et de la vapeur d'eau. L'oxygène contenu dans l'air sera transporté par les globules rouges du sang jusqu'aux cellules de notre organisme. Donc mieux nous respirons, mieux nos cellules sont oxygénées, et mieux notre corps se portera !

Malheureusement, la respiration se résume chez la plupart d'entre nous à un processus peu profond et superficiel impliquant seulement la portion supérieure des poumons et utilisant un petit pourcentage de leur potentiel : cette respiration thoracique est une semi-apnée, qui oxygène peu. Les muscles intercostaux sont les seuls en jeu : les côtes placées au niveau de la poitrine et dans le haut du dos s'élargissent.

Les raisons de cette mauvaise respiration sont multiples :

- ***Mauvaise posture*** que l'on nous apprend souvent dès le plus jeune âge sous prétexte d'un bon maintien : contracter le ventre et sortir la poitrine pour se tenir bien droit contractent les muscles respiratoires

- ***Vie sédentaire*** qui a diminué drastiquement la part d'efforts physiques dans notre vie quotidienne en même temps que l'accès au grand air

- ***Accumulation de tensions, inquiétudes, stress***… qui raccourcissent notablement les inspirations et expirations, et qui contractent l'abdomen, ce qui empêche une respiration profonde.

Pourtant, il existe une respiration ample et profonde, dans laquelle le diaphragme entre en jeu, poussant l'estomac vers le bas et permettant donc à la partie basse des poumons de se remplir. Dans cette respiration, le ventre gonfle plus que la cage thoracique.

C'est la respiration de détente, la respiration du sommeil, qui est naturelle chez les bébés et les jeunes enfants sereins. Cette respiration nous apporterait quantité de bienfaits :

- Diminution de l'anxiété
- Apport d'une détente mentale et physique
- Diminution de la pression artérielle
- Equilibre des niveaux d'oxygène et de dioxyde de carbone dans le sang (ce qui entraîne aussi une meilleure alimentation de nos cellules en oxygène et nutriments élémentaires)
- Augmentation de l'énergie physique
- Réduction de l'acide lactique dans les tissus
- Amélioration du fonctionnement du système immunitaire
- Augmentation de notre capacité d'apprentissage et de mémorisation, ainsi que de notre faculté créatrice (le cerveau étant mieux oxygéné).

Comment adopter cette respiration abdominale ?

Tout d'abord, il est important de prendre conscience de la façon dont vous respirez… Pour cela, il suffit de vous allonger sur le dos, de poser une main sur votre sternum et la seconde sur votre diaphragme. Ainsi, vous vous rendrez compte de l'amplitude de mouvement de votre diaphragme : s'élève-t-il beaucoup, un peu ou pas du tout ?
Vous pourrez alors pratiquer des exercices de respiration consciente, afin d'apprendre à respirer « par le ventre », en utilisant le diaphragme.

Le plus simple des exercices :

dos droit mais pas raide, respirer par le nez en gonflant le ventre, en se concentrant sur l'air frais qui entre, puis sur l'air chaud qui repart.

Une autre clé est l'allongement de la durée d'expiration.

Les cardiologues se sont rendus compte que l'inspiration dynamisait l'organisme, tandis que l'expiration avait plutôt tendance à l'apaiser. En effet, des déchets sont évacués par les poumons à l'expiration. Plus celle-ci est longue, plus le nombre de déchets évacué sera important. Afin de soutenir votre corps, vous pourrez, quelques minutes par jour au moins, reprendre l'exercice précédent en essayant de faire durer vos expirations le plus longtemps possible sans forcer.

Un exercice plus complet, à pratiquer 3 fois par jour :

- Installez-vous confortablement
- Détendez-vous au maximum
- Fermez les yeux
- Respirez par le nez sans faire de bruit, en gonflant le ventre :
    - Inspirez pendant 3 secondes
    - Bloquez la respiration pendant 3 secondes
    - Expirez pendant 4 à 5 secondes
- Continuez pendant 10 minutes

Au bout d'une semaine, ajoutez une seconde à chaque phase : inspirez pendant 4 secondes, bloquez pendant 4 secondes, expirez pendant 5 à 6 secondes.

La semaine suivante, augmentez encore chaque phase d'une seconde.

Faites de même chaque semaine jusqu'à atteindre une inspiration de 20 secondes, un blocage de 20 secondes et une expiration de 21 à 22 secondes.

La semaine d'après, inspirez pendant 20 secondes, bloquez pendant 20 secondes, expirez le plus longtemps possible sans forcer.

Cet exercice sera extrêmement profitable, et vous finirez par adopter une respiration profonde sans plus avoir à y penser…

Chapitre 3 :

Le sommeil

Dans notre société, le sommeil est de moins en moins bon. Non seulement nous dormons moins, mais le sommeil est aussi de moins bonne qualité.
En effet, les adultes, et parfois même les enfants, regardent la télévision ou passent du temps sur leur ordinateur, leur tablette, leur téléphone ou leur console après le repas du soir, retardant d'autant plus le moment de l'endormissement.
Et ce sommeil réduit est aussi moins bon, puisque le temps passé sur les écrans dans la journée, et notamment le soir, perturbe énormément notre sommeil. Il est donc important de nous interroger sur les conséquences de cet état de fait...

Le manque de sommeil est-il mauvais pour la santé ?

Le sommeil est vital pour nous : dormir, c'est recharger les **batteries** de notre corps... Même si vous faites le plein de votre véhicule, il ne démarrera pas si les batteries sont à plat. Pour notre corps, c'est pareil... le sommeil est nécessaire à la vie !

Diminution de la dépense énergétique

Cela semble logique : lorsqu'on manque de sommeil, on est moins enclin à fournir des efforts physiques, on dépense donc moins de saine énergie pour privilégier les activités passives.

Augmentation de l'appétit

Lorsque notre temps de sommeil n'est pas assez conséquent par rapport à nos besoins réels, le corps produit de plus faibles quantités de leptine, une hormone qui réduit l'appétit, et de plus fortes quantités de ghréline, hormone qui stimule l'appétit.

Avez-vous remarqué que lorsque vous êtes fatigué, vous avez plus souvent faim ? Que vous avez plus tendance à craquer pour de la nourriture ? C'en est la conséquence directe. Ainsi, une étude de 2007, menée par Knutson et al., « The metabolic consequences of sleep privation », a prouvé que l'indice de masse corporelle (IMC) était supérieure chez les individus qui avaient un temps de sommeil inférieur à 8 heures par jour. Cela a été confirmé la même année par une étude de Van Cauter et al. (« Impact of sleep and sleep loss on neuroendocrine and metabolic function »).

Une troisième étude, menée par Spiegel et al. en 2005 (« Sleep loss : a navel risk factor for insulin resistance and Type 2 diabetes ») a montré qu'en-dessous de 4 heures de sommeil par jour, on était attiré principalement par des nourritures très sucrées, très salées, et par les féculents.

Perturbation du métabolisme du glucose

La réduction du temps de sommeil entraîne une hausse de la production de cortisol, hormone du stress, ce qui a pour conséquence une diminution de la tolérance au glucose (diminution de 40 % en-dessous de 6,5 heures de sommeil par période de 24 heures).

Les taux de glucose et d'insuline dans le sang sont donc élevés, même à l'état de jeûne : le glucose n'est pas distribué correctement dans les tissus et dans le cerveau. Cet état de fait augmente les risques de développer un diabète de type 2.

Comment mieux dormir ?

De l'exercice physique

Une activité physique régulière a des propriétés anxiolytiques et analgésiques, qui favorisent un sommeil de qualité.

Dormir assez

Pour avoir un bon sommeil réparateur, la première des choses est de dormir suffisamment : on estime qu'un adulte a besoin de 6 à 9 heures de sommeil par nuit. Et si vous ne pouvez pas dormir assez pendant la nuit, faites la sieste !

Des horaires réguliers

Il est aussi très important d'avoir des horaires réguliers : autant que faire se peut : se coucher, s'endormir, se réveiller et se lever à la même heure...

Une bonne préparation

Mangez plus de deux heures avant de vous coucher. Et faites en sorte d'éteindre les écrans (télévision, ordinateur, mobile...), de rester dans un environnement propice (lumière tamisée, calme, confortable).
Evitez aussi de prendre de la caféine (café, thé, chocolat, boissons stimulantes...), de l'alcool et de la nicotine : tous ces produits sont des excitants qui vont perturber votre endormissement et votre cycle de sommeil.

De bonnes conditions

Enfin, la chambre doit être propice à un sommeil réparateur : une pièce simple réservée au sommeil, une literie de qualité, une température qui ne dépasse pas 19°...

Tout cela vous permettra d'engranger de bonnes heures d'un repos réparateur, et d'attaquer vos journées du bon pied !

Chapitre 4 :

L'élimination

Lorsque vous allez faire le plein d'une voiture, vous devez tout d'abord savoir comment son moteur est construit : si c'est un véhicule qui roule au diesel, elle n'ira pas loin si vous remplissez son réservoir d'essence ou de jus de framboises : son moteur s'encrassera vite, et finira par s'arrêter complètement.

De la même manière, notre corps est prévu pour fonctionner avec un certain carburant. Et si nous lui fournissons un carburant non adapté, il y aura forcément des conséquences à plus ou moins long terme.

Dans ce chapitre, nous allons passer en revue ce qui encrasse notre organisme et menace sa santé à moyen et long terme.

Quels déchets ?

Le corps doit prendre en charge deux types de déchets : les déchets endogènes (produits par le fonctionnement du coprs), et les déchets exogènes (provenant de l'extérieur).

Déchets endogènes

Les déchets endogènes ne peuvent pas être éliminés totalement : ce sont les déchets produits par le fonctionnement normal de notre corps. De la même manière qu'une voiture alimentée en gasoil ou essence produira des gaz d'échappement, ou un moteur à pile à combustible produira de la vapeur d'eau, toutes nos cellules rejettent un certain nombre de déchets en fonctionnant.

Ces déchets (dioxyde de carbone produit par la digestion des nutriments, acide carbonique produit aussi par la respiration, acide lactique produit par l'action musculaire, acide phosphorique produit par le fonctionnement du cerveau, créatinine, hormones...) ne sont donc pas mauvais en soi, s'ils peuvent être éliminés correctement par l'organisme.

Déchets exogènes

Les déchets exogènes, en revanche, sont les déchets qui proviennent de l'extérieur du corps (le jus de framboise dans le réservoir de votre voiture, comme je le disais plus haut). Nous pouvons donc agir pour les limiter au maximum. Ils entrent par plusieurs portes :

- **Déchets dus au stress**

  L'angoisse, la peur, l'anxiété... tous ces sentiments perturbent les mécanismes physiologiques et entraînent une production de déchets que le corps devra traiter.

- **Déchets respirés**

  A chacune de nos respirations, nous inspirons du dioxyde de carbone, des polluants atmosphériques, des gaz toxiques qui émanent des peintures, colles, revêtements de nos meubles et logements.

- **Déchets introduits par la peau**

  La peau est aussi une voie d'entrée dans notre organisme. Tout ce que nous y étalons va plus ou moins pénétrer dans les tissus et finir par intégrer la circulation sanguine. C'est pourquoi il est important de ne pas appliquer n'importe quel produit sur notre peau. Avalerions-nous une crème pour le visage ? un shampoing ? un auto-bronzant ? Pourtant tout cela finira exactement au même endroit : dans notre sang !

- **Déchets ingérés**

Certainement la plus grande partie des déchets exogènes qui polluent notre organisme sont des déchets que nous mangeons.

Parmi ces déchets, on trouve :

➢ *Les produits laitiers*

Le corps des humains n'est pas prévu pour être nourri de lait à l'âge adulte, et encore moins du lait d'une autre espèce ! C'est pourquoi les produits laitiers sous toutes leurs formes (lait, fromages, yaourts et crème) encrassent notre organisme. Voyons en détail pourquoi le lait animal n'est pas fait pour nous...

Tout d'abord, les hormones contenues dans le lait de vache véhiculent des informations adaptées aux petits veaux. Ces informations, qui ne correspondent pas du tout à la croissance normale d'un être humain, vont venir perturber le système hormonal (réglé par l'hypophyse) du consommateur de produits laitiers.

Un autre argument contre la consommation du lait animal tient à la nature de ses lipides : dans le lait maternel, les graisses sont principalement des acides gras poly-insaturés. Le lait de vache, lui, est riche en acides gras saturés, qui sont constitués de grosses molécules lipidiques, que le foie met beaucoup d'énergie à décomposer.

L'estomac du nourrisson sécrète de la réinine (jusqu'aux environs de trois ans), tandis que celui du veau secrète de la caillette, 100 fois plus puissante et active. Face à l'effort considérable que nous lui demandons en absorbant du lait de vache, notre corps s'épuise...

Au-delà de trois ans, un enfant auquel on continue à faire boire du lait de vache va commencer à sécréter de la lactase, une enzyme qui va tout faire pour digérer les grosses protéines contenues dans le lait de vache. Cette production se fera au détriment des autres fonctions de

l'organisme… Ce n'est pas pour rien que les bébés et enfants d'aujourd'hui souffrent si souvent de troubles ORL ! Mais ce n'est pas une fatalité, c'est simplement une conséquence de tous les produits laitiers qu'ils ingurgitent dans la journée…
Et ce n'est pas la seule conséquence : la présence de lactase dans les intestins est responsable de gaz et ballonnements désagréables.
Les protéines de lait, qui ne pourront être entièrement décomposées, provoqueront un engorgement de la sphère ORL, entraînant maux de tête et migraines, acouphènes, rhumes, otites, angines... L'engorgement des ganglions de cette zone montrera que le corps essaie d'éliminer ces produits acidifiants.

Mais qu'en est-il alors du calcium tant vanté par les promoteurs du lait de vache ? Il est effectivement présent dans le lait. Cependant, les protéines spécifiques contenues dans le lait de vache sont conçues notamment pour permettre l'élaboration de l'osséine, un filet qui se dépose sur le cartilage des veaux pour retenir les minéraux. Cela n'est en aucun cas adapté à l'organisme humain. Au contraire, le lait de vache contenant beaucoup de grosses protéines, il sera acidifiant pour notre corps. Et que fait le corps pour éliminer l'acidité ? Il va piocher dans ses réserves de minéraux alcalins (fer, calcium…), présents dans les dents, les cheveux, les os… On observera donc une déminéralisation progressive : c'est le « paradoxe calcium », mis en lumière par l'OMS dans « Régime alimentaire, nutrition et prévention des maladies chroniques » (2003). Ainsi, on constate que les taux de fracture de la hanche sont plus élevés dans les pays dans lesquels les apports en calcium animal sont importants, par rapport à d'autres pays où les apports en calcium sont faibles (Japon, Pérou et Inde notamment).

➢ Les céréales à gluten

Qu'est-ce que le gluten ?

Le gluten est un mélange de protéines combinées avec de l'amidon, qui se trouve dans l'endosperme des céréales.

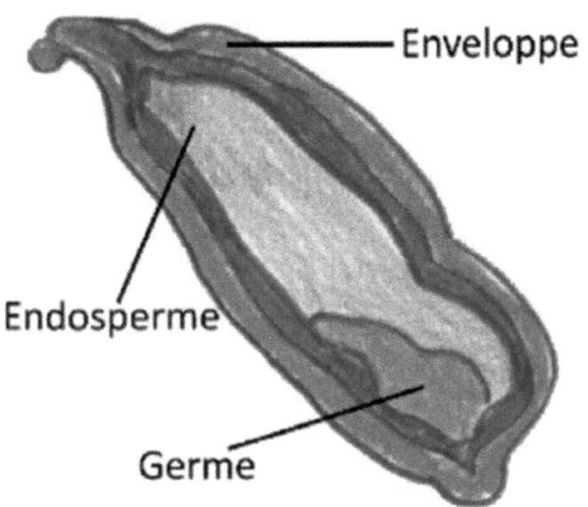

On en trouve deux groupes :

- les prolamines
- et les gluténines.

Les protéines de la famille des prolamines sont responsables de la maladie cœliaque et de l'intolérance au gluten.

Quelles céréales contiennent du gluten ?

Toutes, à vrai dire, même si sa proportion varie beaucoup de l'une à l'autre. Plus le pourcentage de prolamines est élevé, plus le risque sera grand de faire des réactions allergiques :

Blé	69 % d'alpha-gliadine
Epeautre	69 % d'alpha-gliadine
Kamut	69 % d'alpha-gliadine
Seigle	30 à 50 % de sécaline
Orge	50 % de hordénine
Maïs	55 % de zénine
Sorgho	52 % de cafirine
Millet	40 % de panicine
Avoine	25 % d'avenine
Teff	12 % de prolamines
Fonio	entre 5 et 10 % de prolamines
Riz	5 % d'orzénine

Le quinoa, le sarrasin et l'amarante sont des semences, ou pseudo-céréales, et ne contiennent donc pas de gluten.

En quoi le gluten est-il mauvais pour nous ?

Le gluten est la **colle** des céréales, ce qui leur donne le pouvoir de lier des préparations culinaires, comme les pâtes et le pain.

Il a malheureusement le même effet de colle dans nos intestins, en tapissant les parois. Cela gêne donc l'assimilation des nutriments, rendant notre digestion moins efficace.

Dans le cas de la maladie cœliaque, le gluten génère un anticorps qui attaque la transglutaminase, l'enzyme qui s'occupe de la réparation tissulaire de la muqueuse digestive (présente dans les tissus, notamment ceux du cerveau). La perte de cette faculté de réparation et régénération de la paroi intestinale entraîne le syndrome digestif, la maladie de Crohn...

Etant de plus très irritant, et la paroi des intestins ne pouvant que difficilement être réparée, on observera la création d'une *hyperperméabilité intestinale* (décrite par le Professeur Seignalet), responsable du passage d'aliments non entièrement décomposés et d'autres éléments toxiques dans la circulation sanguine, alors qu'ils auraient dû être éliminés de l'organisme dans les selles. La paroi intestinale ne joue donc plus son rôle de barrière protectrice.

Ainsi, les protéines des céréales ne sont pas entièrement dégradées en acides aminés. Une fois franchie la paroi intestinale, ces peptides agissent comme des *composés morphiniques* (une molécule de gluten contient 16 molécules opioïdes), entraînant :

- **des perturbations du comportement**
  (socialisation, affectivité, autisme, schizophrénie)
- **des troubles de l'apprentissage**
  (hyperactivité)
- **des maladies du système nerveux central**
  (épilepsie par exemple).

Ces peptides opioïdes franchissent d'autant mieux la *barrière hémato-méningée* (membrane qui sépare le système nerveux central du sang, protégeant le cerveau des agents pathogènes, hormones et toxines en circulation) qu'ils augmentent sa perméabilité.

Leurs conséquences sont extrêmement néfastes chez les enfants, puisqu'ils perturbent l'organisation cérébrale dans les premières années de vie et lors de la puberté.

Le professeur Reichelt a ainsi établi une très forte corrélation entre la quantité de céréales ingérées, la quantité de peptides opioïdes dans le sang, et l'autisme.

De plus, ces déchets acides créeront un engorgement de la sphère cervicale, entraînant maux de tête, affections ORL et une déminéralisation massive.

➢ ***La viande, le poisson, les œufs***

Le corps a besoin de protéines, tout le monde tombe d'accord sur ce point. C'est pourquoi nombre de médecins et de diététiciens incitent à la consommation quotidienne de produits animaux : viande, poisson, œufs… Mais c'est bien mal connaître la physiologie humaine !

En effet, le corps humain peut-il utiliser telles quelles les protéines animales contenues dans ces aliments ? Non. Parce que le corps doit décomposer les protéines animales en leurs composants essentiels, les acides aminés, afin que ceux-ci puissent passer par la paroi intestinale. Ensuite, ces mêmes acides aminés, éléments simples, seront recombinés entre eux pour former les différentes protéines humaines.

Quels problèmes pose donc la consommation de produits animaux ?

- Tout d'abord, cela fatigue énormément le corps : les protéines animales sont des composés complexes d'acides aminés. Leur décomposition demande donc beaucoup d'énergie au corps, alors qu'il existe des sources très riches en acides aminés simples.

- Ensuite, ces protéines étant de longues chaînes d'acides aminés, et notre système digestif n'étant pas prévu pour les digérer, des matières non décomposées stagnent dans nos intestins, provoquant :
    - une putréfaction responsable de gaz et ballonnements
    - un encombrement des muqueuses intestinales provoquant constipation, malabsorption des nutriments, mauvaise élimination des déchets
    - tout ceci concourant à l'augmentation de la toxicité à l'intérieur de notre organisme.

- Les protéines animales se dégradent en acide urique. Or, ce déchet métabolique ira se déposer au niveau des articulations, qui deviendront dures et douloureuses, parce que nos reins ne sont pas assez forts pour l'éliminer correctement, n'étant pas conçus pour supporter ce taux de protéines.

Si vous vous inquiétez à propos de l'importance des protéines dans votre alimentation, je vous invite à consulter le « Rapport Campbell », ou « China Study », l'étude la plus complète et la plus longue jamais menée en matière de santé liée à l'alimentation.

Après plus de 35 ans de suivi de différents groupes de population, le professeur Campbell en est arrivé à la conclusion qu'il n'existe aucun aliment animal dont les nutriments ne puissent être fournis par un aliment végétal, sans en avoir les conséquences néfastes, les aliments d'origine animale étant de plus pratiquement dépourvus de vitamines, minéraux et fibres. Le professeur Campbell montre aussi que la consommation régulière de produits d'origine animale réveille les gènes responsables des maladies (comme le cancer par exemple).

➢ ***Les légumineuses***

Les légumineuses sont, tout comme les produits animaux, très riches en protéines. Elles posent donc le même problème d'encombrement des intestins, de fatigue du corps lors du processus de digestion, et d'acidification progressive du corps par la création de purines (molécules basées sur l'atome d'azote, dégradées en acide urique). De plus, elles sont aussi trop riches en acides gras, elles contiennent des inhibiteurs d'enzymes qui vont perturber la bonne marche de la digestion, et sont trop riches en soufre, qui va créer des gaz.

➢ ***Les sucres raffinés***

Le sucre étant le carburant de nos cellules, nous serions tentés de dire que le sucre est bon pour la santé, et même indispensable. Ce qui est tout-à-fait vrai en soi ! Mais il faut bien faire la distinction entre les sucres naturels du lait maternel (lactose), des légumes et des fruits (glucose et fructose), et le sucre industriel…
Le carburant de nos cellules, c'est le glucose et le fructose, qui proviennent des glucides que nous ingérons, et qui devraient constituer au très grand minimum 60 % de ce que nous ingérons quotidiennement. Ces glucides sont les principaux constituants des fruits, légumes, algues… nous n'avons pas besoin d'autre sucre que celui-là !

Le sucre blanc, lui, est fabriqué à partir de betteraves sucrières ou de canne à sucre : on les presse pour en extraire le jus, qui est filtré de ses impuretés puis imprégné de chaux afin de neutraliser les acides organiques et ne conserver que les éléments sucrants. Ce jus sucré est ensuite clarifié grâce à de l'acide carbonique et de l'anhydride sulfureux. On le fait alors bouillir pour le concentrer en sirop, qui sera enfin décoloré par du sulfoxylate de sodium. La dernière étape, le raffinage, s'obtient soit par de l'alcool isopropylique, soit par du bleu anthraquinonique, soit par une cuisson sous vide à haute température. L'ingestion de sucre blanc ou d'aliments qui en contiennent provoque une hyperglycémie (augmentation brutale de la proportion de glucose dans le sang). Notre pancréas réagit pour réguler cette hyperglycémie : il sécrète de l'insuline, hormone peptidique, pour traiter le glucose sanguin. Ce qui s'en suit, c'est une hypoglycémie. Et comme le corps cherche toujours à revenir à l'état d'équilibre, on ressent alors une envie irrésistible de consommer à nouveau du sucre. Si on succombe à cette envie, on rentre alors dans un cercle vicieux : plus on consomme de sucre, plus on a envie de sucre. C'est pourquoi le sucre blanc a été comparé à une drogue par de nombreux diététiciens...

Mais ce n'est pas le seul inconvénient du sucre blanc. En effet, le raffinage prive le sucre de ses vitamines d'origine ainsi que de ses minéraux.

Cet aliment mort et acide :

- vient appauvrir nos réserves de minéraux alcalins (notamment fer et calcium),
- favorise les aigreurs d'estomac,
- les fermentations intestinales
- et donc l'endommagement de la muqueuse des intestins.
- Enfin, le sucre blanc perturbe la flore intestinale, avec en particulier la prolifération de levures et champignons comme le Candida Albicans.

- ***Le sel***

  Notre corps a besoin d'un apport régulier de sodium.
  Or, le sel de table n'est pas du sodium, mais du chlorure de sodium, qui n'est pas biodisponible, et qui se déposera petit-à-petit dans les reins pour former des calculs.

- ***Les pesticides, engrais, conservateurs, colorants…***

  présents dans les aliments manufacturés et les fruits et légumes traités issus de l'agriculture conventionnelle.
  Ces déchets :
  - Ont une action cancérigène
  - Perturbent le fonctionnement des glandes endocrines et hormonales.

Comment le corps réagit-il face à ces déchets acides ?

Si vous remplissez le réservoir de votre voiture avec du jus de framboise, elle s'arrêtera… Le corps, lui, est une machine fantastique, qui a des mécanismes de protection qui lui permettent de fonctionner tout de même, jusqu'à un certain point, même si on lui fournit un carburant non adapté.

Chacun d'entre nous a une manière différente de réagir. Mais nous pouvons citer trois grands types de réaction :

- ***Les œdèmes***

  En se nourrissant de produits non adaptés, certains vont facilement faire des œdèmes. Ces « coussins d'eau » vont permettre d'entourer les acides, les empêchant de brûler les tissus internes.

  Quand l'acidité disparaît, les œdèmes s'estompent… jusqu'à la prochaine fois !

- ***La prise de graisse***

  Les toxines qui pénètrent le corps sont acides, comme je l'ai déjà dit plusieurs fois. Certains vont utiliser les graisses issues de leur alimentation pour entourer ces acides, et les stocker ainsi (sur le ventre, sur les fesses…) en attendant d'avoir assez d'énergie disponible pour les traiter et les éliminer. Le problème, c'est que si nous continuons à avoir une alimentation non physiologique, le corps ne trouvera jamais l'énergie nécessaire pour le faire. Et les réserves de toxines (donc de graisses) vont s'accumuler dans notre corps…

- ***La déminéralisation***

D'autres personnes, plutôt que de stocker les acides dans de l'eau ou de la graisse, vont chercher par tous les moyens à éliminer ces toxines. Pour cela, elles iront puiser dans leurs réserves de minéraux alcalins (calcium, fer, magnésium…) qu'elles vont combiner avec les déchets acides. Cela formera des sels neutres, qui seront éliminés sans dommage par les reins et les intestins.

Ces réserves, ce sont les cheveux (qu'on commencera à perdre), les dents, les os (qui seront alors bien fragilisés et se briseront plus facilement), mais aussi tous les tissus (entraînant ruptures d'anévrisme et hernies par exemple)…

La plupart d'entre nous peut se reconnaître dans un des trois types de fonctionnement que je viens de décrire.

Les voies d'élimination

Le fonctionnement normal de l'organisme produit des déchets endogènes, et une alimentation inappropriée apporte aussi une part plus ou moins importante de substances acides. Ces déchets, ces acides, il faut les évacuer, pour permettre au corps de continuer à fonctionner dans de bonnes conditions. C'est le rôle des organes d'élimination, qu'on appelle les émonctoires.
Il existe 4 émonctoires, dont nous allons voir rapidement la fonction.

Les émonctoires

Les poumons

Nos organes utilisent les nutriments apportés par l'alimentation (le glucose notamment) en les dégradant grâce au dioxygène, produisant ainsi l'énergie dont ils ont besoin. Comme tout processus naturel, cette fabrication d'énergie produit aussi des déchets : ici, le dioxyde de carbone (CO_2).
Le dioxyde de carbone est donc un déchet endogène que l'organisme doit éliminer : ce gaz rejeté par les organes est transporté par le sang jusqu'aux poumons, où il sera éliminé par l'expiration.
L'air expiré peut aussi se charger de différentes molécules acides volatiles, responsables de la mauvaise haleine : si votre haleine est chargée, c'est que votre charge acide est élevée, donc que votre alimentation n'est pas adaptée...

Les intestins

Les intestins jouent un rôle prépondérant dans l'assimilation des aliments, transformés en éléments simples. Les enzymes et bactéries qui composent la flore intestinale décomposent les molécules complexes des aliments en nutriments simples qui seront transportés par le sang vers les cellules qui les utiliseront.

Mais le rôle des intestins ne se limite pas à cette fonction d'assimilation : leur rôle dépuratif est tout simplement crucial ! La muqueuse intestinale est ainsi chargée du tri entre les nutriments essentiels utilisables par le corps et les molécules toxiques. Pour éliminer ces dernières, le gros intestin ou côlon produit des toxines digestives. Pourtant, souvent surchargé d'une nourriture acide inadaptée, l'intestin peine à remplir sa fonction éliminative, les toxines étant trop nombreuses...

Les substances toxiques stagnent alors dans l'intestin et, selon leur nature, putréfient (protéines) ou fermentent (sucres complexes issus des céréales), entraînant un endommagement de la muqueuse intestinale.

Les déchets stagnants vont aussi tapisser la paroi intestinale, empêchant les nutriments d'y pénétrer correctement, perturbant son rôle de barrière anti-toxines, et parasitant l'élimination des déchets endogènes et exogènes.

Cette auto-intoxication entraîne peu à peu des troubles de plus en plus graves, causant par exemple la maladie de Crohn.

Les reins

En-dehors

- de leur *rôle métabolique*

  (les reins participent à la néoglucogénèse, c'est-à-dire la fabrication de glucose, sucre simple, à partir d'éléments stockés dans le corps)
- et de leur *rôle endocrine*

  (synthèse par exemple de l'EPO, hormone stimulant la maturation des globules rouges),

les reins jouent un rôle prépondérant dans *l'élimination des déchets*.

Ils rejettent à l'extérieur de l'organisme, par l'urine :

- les déchets endogènes (urée, créatinine, hormones)
- et exogènes (médicaments, polluants divers apportés par l'alimentation).

La peau

Les pores de la peau font eux aussi sortir les toxines de l'organisme, en utilisant notamment la transpiration. Si le nombre de toxines est faible, alors la peau les évacuera sans problème. Mais si ces toxines sont trop importantes, il en résultera toutes sortes d'affections plus ou moins gênantes.

Rougeurs, démangeaisons et sécheresse cutanée ne sont que la conséquence des brûlures infligées à l'épiderme par les toxines acides. Si les autres émonctoires, en particulier les reins, sont saturés par une masse importante de toxines à évacuer, c'est la peau qui devra les éliminer. On verra alors sortir boutons, acné, psoriasis, eczéma, urticaire, angiomes, lupus...

Le rôle du foie

Le foie pèse 1,2 kg : c'est l'organe le plus volumineux de notre corps !

Il a de nombreuses fonctions :

- il sécrète la bile (qui permet d'émulsionner les matières grasses au début de l'intestin), stockée ensuite dans la vésicule biliaire,
- et les enzymes nécessaires à la digestion de nos aliments.
  Sa bonne santé permet donc une bonne digestion, et donc une quantité moins importante de déchets en fin d'intestins.
- Il emmagasine aussi de nombreux nutriments, dont les glucides, dont il régule le taux dans le sang. Il est la réserve des vitamines A, B (notamment la B12), D, E et K, qu'il libère dans le sang au besoin.
- Il régularise la concentration des acides gras dans le sang et a la charge de synthétiser le cholestérol.

Le foie n'est pas à proprement parler un émonctoire, puisque lui-même ne permet pas d'évacuer des toxines vers l'extérieur de l'organisme. Toutefois, il a un rôle important dans l'élimination des déchets endogènes comme exogènes.

En effet, la dégradation des acides aminés (formant les protéines) dans les tissus produit de l'ammoniaque (métabolite toxique). L'ammoniaque se combine au glutamate pour former la glutamine, qui véhicule ainsi l'ammoniaque jusqu'au foie. Celui-ci transforme l'ammoniaque en urée, soluble, et moins toxique.

Le foie agit aussi en tant que filtre qui assure la dégradation de nombreuses substances qui deviendraient toxiques : il permet l'élimination de l'éthanol par transformation puis évacuation par la lymphe, il décompose les hormones, traite les toxines exogènes (pesticides, herbicides, conservateurs, colorants, conservateurs, exhausteurs de goût, médicaments, produits chimiques utilisés dans les soins corporels…).

Quelques symptômes peuvent vous faire comprendre que votre foie est surchargé :

- Une digestion lente et difficile
- Une sensation de lourdeur ou de somnolence après les repas, surtout s'ils sont gras
- Une langue blanche et/ou chargée
- Un mauvais goût dans la bouche
- Une mauvaise haleine
- Un teint jaune ou jaunâtre
- Des yeux cernés
- Un sommeil agité
- Une frilosité excessive…

Si vous ressentez plusieurs de ces symptômes, alors il est temps d'agir…

L'importance de la lymphe

Chacun d'entre nous connaît l'importance du sang, qui apporte aux organes le précieux oxygène et les nutriments qui vont permettre leur fonctionnement.
Et pourtant, ce n'est pas le seul liquide que contient notre organisme, loin de là !
En effet, le corps est constitué de :

- Cellules (pour 20 % de son poids)
- Liquides (pour 80 % de son poids).

Parmi ces liquides, le sang ne représente que 25 % !
Les ¾ de la masse liquide de notre corps sont en réalité de la lymphe :

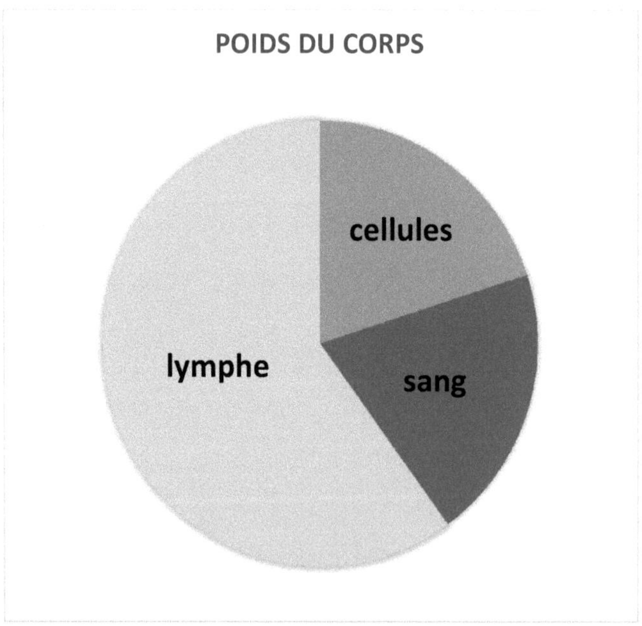

C'est dire l'importance de ce liquide méconnu !

Je vais essayer d'illustrer le concept de la lymphe. Voici une ville, entourée de grandes routes, mais dont toutes les maisons ont les pieds dans l'eau.

L'approvisionnement nécessaire aux habitants des maisons est acheminé par les routes : le bois pour le chauffage, la nourriture, les vêtements...

Mais les routes ne vont pas jusqu'aux maisons. Aussi, les approvisionnements sont déversés dans l'eau par les espaces entre les pierres qui forment le bord des routes, et s'acheminent ainsi jusqu'aux maisons, en allant sur l'eau.

Les habitants déversent aussi leurs poubelles dans l'eau, qui est filtrée en divers endroits par des stations d'épuration. Ces déchets sont ensuite rejetés hors de la ville par des conduits spécifiques.

Le problème suivant se pose : plus les habitants des maisons déversent de déchets dans l'eau, plus il est difficile à l'approvisionnement d'arriver jusqu'à eux !

De plus, si les routes amènent aussi des déchets, ils se déversent eux aussi dans l'eau, sans pour autant servir aux habitants des maisons... et encombrant encore l'eau, empêchant les approvisionnements utiles d'arriver facilement jusqu'aux maisons...

Plus les déchets seront nombreux, plus le travail des stations d'épuration sera gros, et moins il leur sera facile de traiter tous les déchets.

De même, les conduits spécifiques qui rejettent les déchets hors de la ville seront encombrés, et ils ne pourront pas suivre le rythme... La ville essaiera alors de se débarrasser des déchets par d'autres conduits.

Admettons même que les déchets soient tellement nombreux que l'eau en soit complètement remplie : les habitants ne pourront plus déverser leurs poubelles dans l'eau, et devront les garder chez eux. Peu à peu, les maisons vont devenir invivables !

Et c'est là que les gros problèmes vont commencer...

Cette ville n'est qu'une illustration de ce qui se passe réellement dans notre corps :

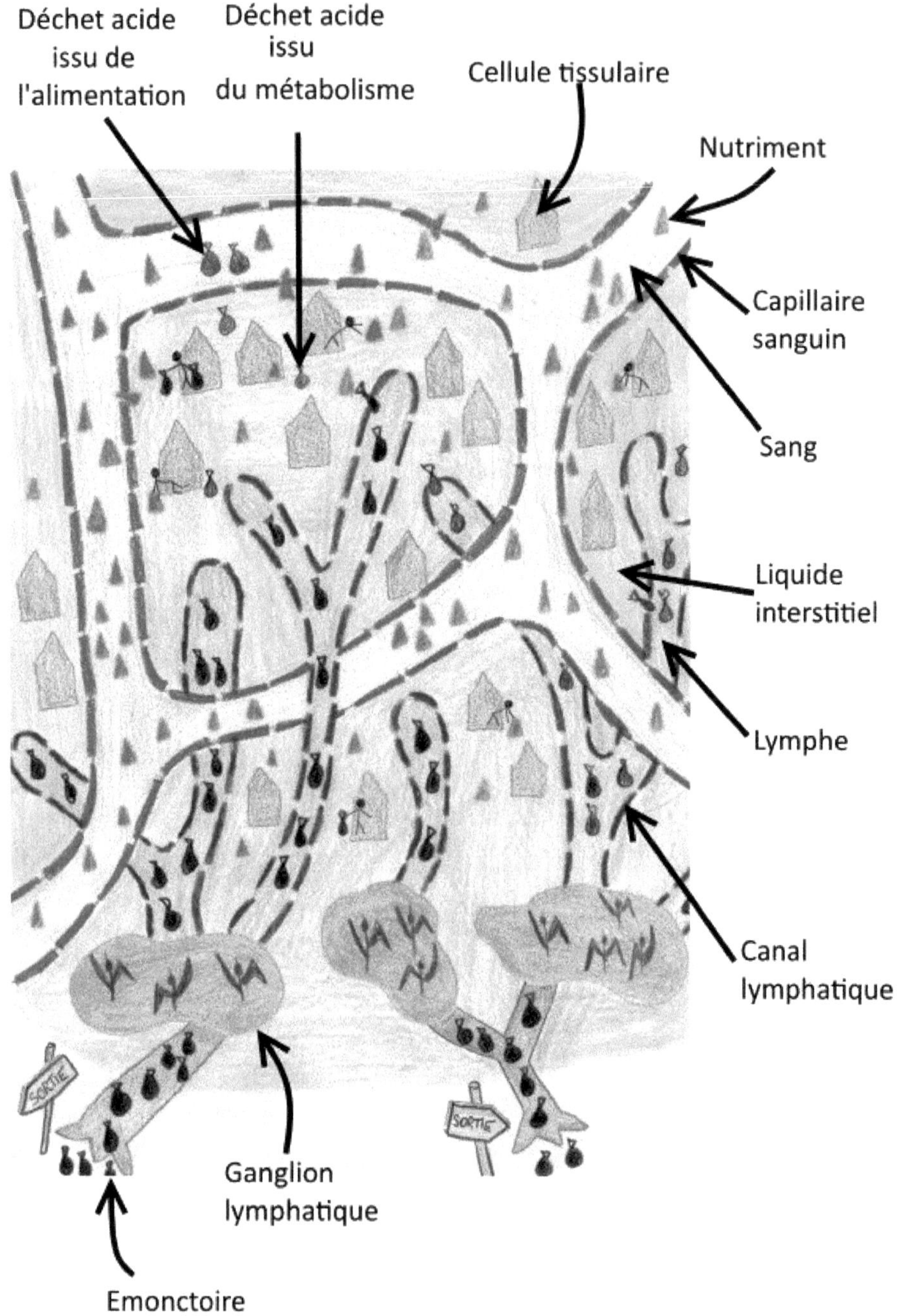
Déchet acide
issu de
l'alimentation
Déchet acide
issu
du métabolisme
Cellule tissulaire
Nutriment
Capillaire
sanguin
Sang
Liquide
interstitiel
Lymphe
Canal
lymphatique
SORTIE
SORTIE
Ganglion
lymphatique
Emonctoire

Reprenons maintenant la physiologie :

La lymphe est contenue dans les vaisseaux lymphatiques, mais pas seulement. La lymphe baigne aussi chacune des cellules de notre organisme. On l'appelle alors le liquide interstitiel.

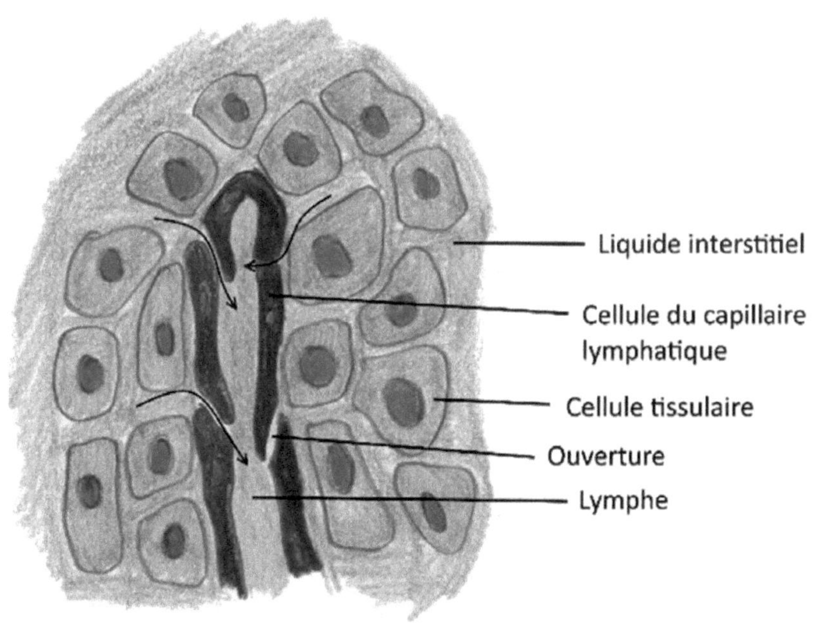

Lorsque des cellules produisent des déchets durant leur fonctionnement normal, elles les déversent dans le liquide interstitiel, dans lequel elles baignent. Ce liquide supporte une certaine dose d'acidité (tous les déchets sont acides), parce qu'il est gras. Grâce au liquide interstitiel, les déchets vont jusqu'aux canaux lymphatiques où, transportés par la lymphe, ils sont guidés jusqu'aux ganglions.

Les ganglions fonctionnent un peu comme des stations d'épuration : ils contiennent de nombreux globules blancs, qui viennent phagocyter (« manger ») les déchets. Si les ganglions gonflent, c'est donc parce qu'ils ont beaucoup de déchets à éliminer. Les retirer du corps ne résoudra jamais le problème, au contraire, si on ne diminue pas en amont l'acidité : l'organisme devra traiter la même masse de déchets, mais avec moins de « stations d'épuration »…

Une fois passée par les ganglions, la lymphe transporte les résidus acides jusqu'aux émonctoires : les poumons rejetteront du dioxyde de carbone et des acides lors de l'expiration (d'où la mauvaise haleine), les intestins rejetteront des déchets par les selles, les reins dans l'urine (c'est pourquoi on peut détecter des infections en analysant l'urine), et la peau par la transpiration (et si l'acidité est trop importante, il y aura création de rougeurs, de boutons, d'eczéma…).

Les déchets exogènes, notamment les déchets ingérés, traversent la paroi intestinale et entrent dans la circulation sanguine. Or, le pH du sang ne doit pas changer : s'il devient trop acide, la septicémie menace ! Les acides sont donc déversés dans la lymphe afin d'être traités comme les déchets endogènes.

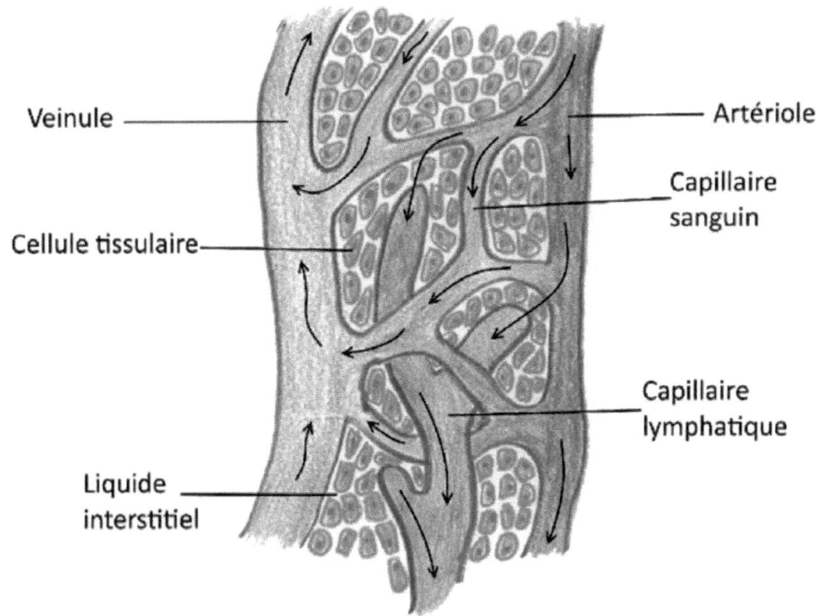

Des maladies symptomatiques aux maladies dégénératives…

Lorsque notre corps est surchargé de déchets acides, il met tout en œuvre pour les éliminer par les émonctoires : les maladies symptomatiques apparaissent (rhumes, otites, toux, boutons et maladies de peau, diarrhées, cystites, etc.).
Le problème, c'est que nous tentons souvent de supprimer les symptômes, sans comprendre que c'est un mécanisme que le corps utilise pour revenir à l'état d'équilibre : on arrête la toux, on empêche le nez de couler, on coupe les diarrhées… Mais cela a une conséquence désastreuse : toutes les toxines qui auraient pu être éliminées restent dans le corps, et la lymphe devient de plus en plus chargée en déchets acides.
Prenons un exemple : quand le voyant de la jauge d'essence de votre voiture clignote, le problème sera-t-il résolu si vous cassez le voyant ? Plus rien ne clignotera, et en apparence il n'y aura rien qui cloche… Mais le réservoir n'en continuera pas moins de se vider, et vous finirez par tomber en panne sèche…

Si vous ignorez les signaux d'alarme de votre organisme, et puisque la lymphe sert aussi à transporter l'oxygène et les nutriments (sucres, acides gras, minéraux, etc.) aux cellules, celles-ci auront un moins bon apport. On verra donc apparaître des maladies qui touchent des organes (certainement ceux qui ont déjà une faiblesse héritée) : hypothyroïdie, reins qui ne fonctionnent plus correctement, hyper-irritabilité des muqueuses…
Ces maladies sont aussi « supprimées » à grand renfort de médicaments, ce qui empêche encore la lymphe de se purifier, et va même entretenir son hyperacidité, puisque la plupart des médicaments sont eux-mêmes des molécules acides que le corps ne peut pas traiter…

L'acidité s'enfonce encore plus profond dans l'organisme, et on passe à un autre stade : les cellules ne peuvent même plus déverser leurs déchets dans la lymphe qui est surchargée de toxines, et elles gardent donc leurs déchets à l'intérieur.

Les cellules polluées n'ont plus un comportement normal, et on voit l'émergence des maladies dégénératives, qui ne touchent plus les organes, mais les cellules : cancers, Parkinson, Alzheimer, par exemple.

A ce niveau, il est toujours possible de faire quelque chose pour améliorer la situation, mais ce sera beaucoup plus difficile... Alors prenons dès maintenant le problème à bras le corps, et évitons de surcharger notre organisme en molécules acides ! Pour ce faire, il faut apporter à notre corps un « carburant » qui lui convient...

Chapitre 5 :

L'alimentation

Reprenons l'image de la voiture : si vous remplissez votre véhicule du carburant adapté, il vous mènera loin sans le moindre souci.
Si vous le remplissez d'un carburant de mauvaise qualité, la voiture continuera à avancer, mais elle se mettra à fumer, à tousser.
Admettons maintenant que vous remplissiez le réservoir de votre voiture avec une grande quantité de plastique... Que se passerait-il ? Les fumées dégagées seraient toxiques, le moteur s'encrasserait en très peu de temps, et la voiture s'arrêterait, le moteur endommagé !

Si nous comparons l'homme à cette voiture, on ne devrait pas s'étonner de la célèbre maxime d'Hippocrate :

« *Que ton aliment soit ton seul remède* »...

Si nous fournissons à notre organisme un carburant parfaitement adapté, de bonne qualité, il n'y a aucune raison que la machine s'encrasse ou qu'une pièce casse !
Quand on a compris que pour nourrir notre corps, nous devons nourrir nos cellules, alors il faudrait considérer comme des aliments adéquats ceux qui apportent des nutriments utiles à nos cellules.

Quels sont nos besoins ?

De quoi la « voiture » qu'est notre corps a-t-elle besoin pour alimenter son moteur ?

C'est assez simple en théorie :

- de l'oxygène,
- de l'eau,
- et des nutriments.

Parmi les nutriments, on distingue :

- Les sucres (glucides)
- Les acides aminés (protides)
- Les acides gras (lipides)
- Les vitamines
- Les minéraux
- Les enzymes.

L'eau :

- permet le renouvellement des liquides corporels (80 % de notre poids tout de même)
- aide à l'élimination des déchets (l'urine en est le meilleur exemple !)

Les sucres simples :

- Sont le véritable carburant de chacune des cellules de notre corps

---

Les acides gras :

- Permettent la construction des membranes cellulaires
- Permettent la communication avec le milieu extérieur à la cellule
- Sont utilisés par les cellules dans la combustion des sucres simples

---

Les acides aminés :

- Sont le matériau de base pour la construction des protéines

---

Les vitamines et minéraux :

- Sont utiles dans divers métabolismes.

Où trouver les nutriments nécessaires ?

Dans le chapitre précédent, nous avons fait la liste des aliments qui nous causent du tort, et qu'il faudrait éliminer de notre assiette. Mais alors, que manger ? Où allons-nous trouver les nutriments dont nous avons besoin ?

Quels sont les aliments qui nous sont destinés ?

Nous pouvons en avoir une petite idée en comparant notre corps à celui de plusieurs autres animaux : selon le tableau de la page suivante, on voit bien que la physionomie des humains est très proche de celle des grands singes. Au niveau du système digestif (dents, langue, salive, estomac, intestin), elle est même strictement identique ! Nous pourrions donc facilement en conclure que la nourriture idéale des êtres humains devrait être celle qui est idéale pour les grands singes…

	Carnivores	**Omnivores**	**Herbivores**	**Grands singes**	**Hommes**
Placenta	Zoniforme	Non caduc		Discoïdal	
Membres	4 pieds			2 pieds plus 2 mains	
Yeux	Orientés vers le côté			Orientés vers l'avant	
Peau	Pas de pores		Avec pores	Avec des millions de pores	
Langue	Râpeuse	Lisse			
Glandes salivaires	Petites	Grandes			
Incisives	Petites	Grandes	Moyennes		
Molaires	Pointues	Avec pli	Plates	Emoussées	
Estomac	Simple	En cul-de-sac arrondi	Souvent avec 3 compartiments	Augmenté du duodénum	
Foie	Gros et complexe Désintègre l'acide urique Décompose la vitamine A		Moyen Désintègre l'acide urique		
Canal intestinal	Lisse, 3 x la longueur du corps	Lisse et convoluté, 10 fois la longueur du corps	Lisse et convoluté, 30 fois la longueur du corps	Convoluté, 12 fois la longueur du corps	
Côlon	Court, lisse, capacité d'absorption minimale		Long, complexe, en forme de sac, présence de villosités, grande capacité d'absorption		
Nourriture	Chair animale crue	Chair animale crue, charognes, plantes	Herbes et feuilles	Fruits, noix, verdures, larves et insectes en toute petite quantité	**???**

Mais menons l'enquête différemment : reprenons nos conclusions du chapitre précédent, les nutriments dont notre corps a besoin, et voyons où nous pouvons les trouver :

L'eau

Nous la trouverons dans l'eau de source faiblement minéralisée, les tisanes, les jus frais, mais aussi les légumes et fruits juteux.

Les sucres simples

On les trouve en grande quantité dans le lait maternel : c'est la source unique et excellente pour nourrir les nourrissons, tant qu'ils produisent l'enzyme capable de le digérer.
Ensuite, lorsque le petit humain grandit, il pourra enrichir sa palette nutritive en se tournant vers les fruits (qui contiennent principalement du fructose) et les légumes (qui contiennent notamment du glucose).

Les acides gras

On les trouve en petites quantité dans les fruits et légumes, et en grande quantité dans les fruits gras et les oléagineux : olives, avocats, noix de coco, graines (sésame, courge, tournesol…), fruits à coque (noisettes, noix, amandes)…

Une précaution à prendre dans le cas des graines et fruits à coque : dans la nature, ils passent par une phase de dormance avant de germer. Durant cette phase de dormance, leurs enzymes sont désactivées, rendant leur digestion beaucoup plus difficile. Le trempage (puis rinçage) de ces aliments réactive les enzymes, et les rend donc bien plus digestes.

Les acides aminés

Ces nutriments essentiels sont présents en grande proportion dans les légumes verts. Plus les feuilles sont vertes (épinards, orties, persil, blettes mais aussi brocoli par exemple...), plus le légume est gorgé d'acides aminés, donc de protéines potentielles.

On en trouve aussi une bonne proportion dans les oléagineux, notamment les noix et amandes (respectivement 26 % et 22 % de leur poids).

Ils sont aussi présents dans une moindre mesure dans les fruits et légumes.

Les vitamines

Les vitamines sont présentes en quantité dans tous les fruits et légumes frais. Une température supérieure à 42°C commence à les dégrader...

Les minéraux

Les minéraux comme le fer, le magnésium, le calcium... font partie intégrante des fruits et légumes. Là encore, plus les légumes sont vert foncé, et plus les minéraux sont concentrés.

Les oléagineux sont aussi une bonne source de minéraux essentiels, par exemple le calcium, le magnésium et le potassium qui sont présents en grande quantité dans les amandes.

Une précision encore à propos des minéraux : les végétaux sont capables d'utiliser les minéraux inorganiques directement à partir du sol et des pierres. En passant par les plantes, ces minéraux intègrent des structures moléculaires complexes que l'on appelle vivantes. Quant à nous, nous avons besoin de consommer nos minéraux sous forme colloïdale, vivante, c'est-à-dire issus des végétaux.

Si nous consommons les minéraux sous forme non colloïdale (inorganique), ils seront soit éliminés directement, soit mis en réserve dans l'organisme sous forme de calculs et de calcifications. Les boissons enrichies en minéraux (magnésium, calcium, etc.) sont donc non seulement inutiles (puisque ces minéraux inorganiques ne sont pas assimilables), mais viennent en plus encrasser notre organisme et causer des troubles indésirables (calculs rénaux, calculs biliaires, calcification des articulations).

Tableau récapitulatif

Ce dont le corps a besoin :		Où trouver ces éléments :	Pour quoi faire :
Eau		Dans les eaux non minéralisées, les jus frais, les tisanes, les fruits aqueux	Renouvellement des liquides corporels
			Aide à l'élimination des déchets
Nutriments	***Sucres simples*** (glucides)	Dans les fruits (fructose) et légumes (glucose)	« Carburant » de nos cellules
	Acides aminés (protides)	Dans les verdures en très grande quantité, en moindre mesure dans les légumes et fruits	Eléments de base pour la construction des protéines humaines
	Acides gras simples (lipides)	Dans les fruits gras (avocats, olives, noix de coco) et les oléagineux (noix, amandes, graines…)	Construction des membranes cellulaires
			Véhicules pour la communication entre l'intérieur et l'extérieur des cellules
			Utilisés pour la combustion des sucres simples par les cellules
	Vitamines	Dans les fruits et légumes	Métabolismes divers
	Minéraux	En très grandes quantité dans les verdures, ainsi qu'en plus petite quantité dans les fruits et légumes	
	Acides faibles des fruits	Dans les fruits	Dissolution des amas calciques (sels neutres déposés)
			Hydrolisation des acides gras
	Alcoloïdes des fruits		Permettent l'utilisation des minéraux
	Principes amers des fruits		Aident le foie et le pancréas dans leur fonctionnement

Cuit ou cru ?

On a vu précédemment que tout ce dont notre corps a besoin se trouve dans les fruits, légumes, fruits à coque et graines diverses.

Mais pourquoi consommer ces aliments crus ?

L'alimentation crue est aussi appelée alimentation vivante. Est-ce à dire que l'alimentation cuite est une alimentation morte ? J'aime beaucoup l'image qu'utilise Irène Grosjean, une grande dame de l'alimentation vivante : si on plante une carotte crue en terre, elle repoussera et donnera une plante. Si on plante une carotte cuite dans la terre, elle ne donnera jamais naissance à la vie ! Si une poule couve un œuf cru, nous assisterons à l'éclosion d'un petit poussin. Mais si l'œuf dont elle prend soin est cuit, ce ne sera jamais le cas...

Pour Pierre-Yves Valentin, fondateur de la naturopathie contemporaine française, « *l'homme, en assassinant journellement ses aliments par le feu, entretient un perpétuel attentat contre lui-même. L'aliment biologique varie selon les espèces, mais il doit toujours être cru, naturel, spécifique. Cru, c'est-à-dire que l'aliment ne doit pas avoir subi l'agression du feu qui bouleverse la qualité des principes vitaux : vitamines, minéraux, diastases (enzymes)... L'aliment cuit est morbidogène, impropre à la vie et engendre des carences.* »

Ainsi, la cuisson détruit :

- les enzymes dès 42°C,
- les vitamines les plus importantes (notamment la vitamine C),
- les acides gras essentiels (oméga 3),
- et rend les minéraux non colloïdaux (la vibration moléculaire des aliments s'accélère avec la cuisson, entraînant la précipitation des minéraux, les rendant inorganiques)

... les aliments consommés cuits sont tout simplement morts !

Notre corps ayant besoin d'aliments vivants pour construire la vie, ces produits morts sont considérés comme des attaques : c'est ce que montre le phénomène d'hyper-leucocytose digestive. En effet, le Dr Paul Kouchakoff a mis en évidence une forte augmentation du nombre de globules blancs dans le sang après un repas cuit. Il en a déduit qu'il s'agit d'une réaction organique de défense, comme l'est celle qui se produit après une intrusion massive de microbes dans l'organisme.

Selon ce critère, certains aliments et certains modes de cuisson sont plus agressifs que d'autres. Voici les résultats de la leucocytose après l'ingestion de différents repas :

<table>
<tr><td>Légumes crus</td><td rowspan="3">Leucocytose normale</td><td rowspan="3">4 à 7000 globules blancs</td></tr>
<tr><td>Fruits crus</td></tr>
<tr><td>Légumes crus en début de repas,
puis légumes cuits à la vapeur douce</td></tr>
<tr><td>Légumes cuits à la vapeur douce</td><td rowspan="2">Hyper-leucocytose modérée</td><td rowspan="2">10 à 12000 globules blancs</td></tr>
<tr><td>Légumes cuits à la vapeur douce en début de repas, puis légumes crus</td></tr>
<tr><td>Légumes cuits à l'autocuiseur (cocotte-minute)</td><td rowspan="6">Forte hyper-leucocytose</td><td rowspan="5">Plus de 20 000 globules blancs quelques minutes seulement après l'ingestion</td></tr>
<tr><td>Charcuteries</td></tr>
<tr><td>Conserves</td></tr>
<tr><td>Sucre raffiné</td></tr>
<tr><td>Alcool</td></tr>
<tr><td>Légumes crus en début de repas,
puis légumes cuits à l'autocuiseur</td><td>15 à 20 000 globules blancs</td></tr>
</table>

Si vous souhaitez continuer à consommer des légumes cuits, bannissez la cuisson à l'autocuiseur et préférez la vapeur douce.

Sachez aussi que la consommation de légumes crus en début de repas temporise l'agression des produits cuits.

Les produits neutres

Il existe des produits qui ne sont pas particulièrement prévus pour nous, mais qui ne nous causent pas de tort.

Ce sont des produits neutres, que l'on peut consommer sans crainte, dans la mesure où ils ne forment pas la base de notre alimentation. Ils comprennent :

- Les légumes et fruits cuits
- Les tubercules (pommes de terre, patates douces, topinambours…)
- Les châtaignes
- Les pseudo-céréales : sarrasin et quinoa.

Comme nous l'avons vu dans le paragraphe concernant l'hyper-leucocytose digestive, il est préférable de consommer ces aliments APRES une portion de légumes ou fruits crus.

Parlons quantités et proportions

Quantité

Tout d'abord, il est important de manger à sa faim. Il serait dommage d'abandonner une réforme alimentaire parce qu'on a l'estomac qui crie famine ! Or, lorsqu'on entame une transition vers une alimentation crue, on a tendance à manger trop peu. En effet, nos intestins ne sont pas dans un état idéal, et il faut manger assez pour que notre corps puisse retirer assez de nutriments de la nourriture ingérée.

De plus, l'alimentation cuite à base de produits animaux et céréaliers présente une concentration plus grande de calories, et nous a habitués à une lourdeur consécutive aux repas. L'alimentation vivante vous fera oublier cette pesante réalité ! Cependant, dans un premier temps, on pourra se sentir « vide », même après une grosse assiette de fruits ou de crudités. Il ne faut donc pas hésiter à augmenter le nombre de prises alimentaires au cours de la journée au cours d'une période de transition. Lorsque notre organisme se sera habitué, on n'aura plus besoin de cette impression de lourdeur.

Et surtout, l'alimentation vivante contribuera à nettoyer nos intestins, et nous pourrons bénéficier de tous les nutriments présents dans nos aliments !

En conclusion, si vous avez besoin (et envie !) de manger une vingtaine de bananes dans la journée, ou 3 kg de kakis, faites-vous plaisir ! Nous avons remarqué dans ma famille que, contrairement aux repas cuits, il est presque impossible de trop manger lorsqu'on mange cru : on ressent assez nettement le besoin de s'arrêter lorsqu'on a assez mangé.

On peut aussi expérimenter l'*arrêt instinctif* : au bout d'un certain moment, le fruit consommé perd sa saveur agréable, la langue devient piquante, l'odeur du fruit nous repousse… Le corps est assez intelligent pour nous pousser de plusieurs façons différentes à ne plus consommer un élément dont nous ne tirerons plus rien…

Proportions

Quant aux proportions entre les différents nutriments, il est important de ne pas faire d'erreurs : nous ne sommes pas faits pour consommer de grandes quantités de produits gras, ni de protéines en excès. Notre métabolisme est basé sur le sucre, le bon sucre des fruits et des légumes bien entendu, alors fournissons à notre corps tout le sucre dont il a besoin, et il fonctionnera à merveille !

Dans une journée, nous devrions consommer au moins 80 % de nos apports caloriques sous forme de glucides (sucres simples). Pour le reste : 10 % environ de produits gras (ce qui correspond pour un adulte moyen à la moitié d'un avocat ou une bonne poignée de graines / noix / amandes), et pas plus de 10 % de protéines. Si cette quantité de protéines vous étonne, je vais vous poser une question : quelle est la période de notre vie à laquelle nous avons le plus besoin de protéines ? Les premières semaines et les premiers mois de notre vie sur Terre, n'est-ce pas ? Au moment où nous sommes en pleine croissance ! Et quel est l'aliment qui est le plus parfaitement adapté à cette période de croissance ? Le lait maternel, effectivement. Or, savez-vous que le lait maternel ne contient que 7 % de protéines ? Eh oui, c'est peu… C'est même moins que ce que je vous recommandais un tout petit peu plus haut en vous parlant de 10 %...

Je pourrais donc résumer ces préconisations dans ce schéma :

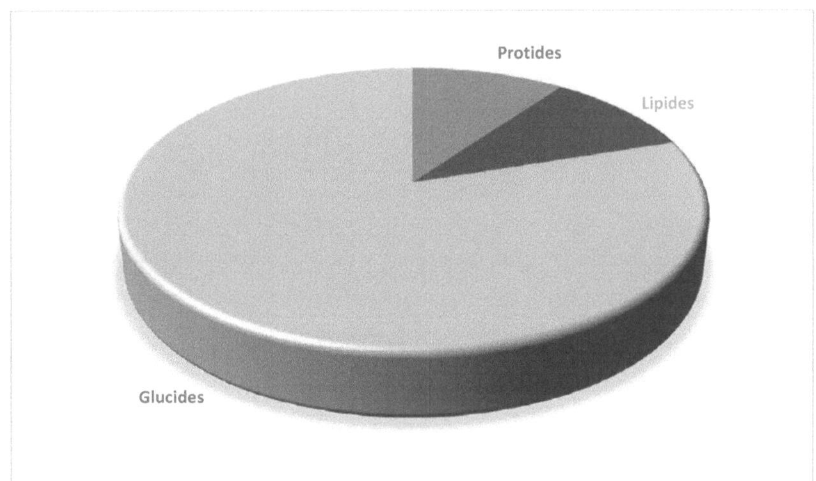

Au moins 80 % de sucres simples, 10 % de graisses simples, Et grand maximum 10 % de protéines sous forme d'acides aminés.

Bien entendu, ces préconisations s'entendent pour un adulte moyen. Des variations peuvent sans problème être vécues : plus de gras un jour, et pas le lendemain, ou une semaine durant laquelle on est plus attiré par le sucre, et pas du tout par les verdures, suivant une semaine durant laquelle les verdures et les produits gras auront été nos aliments de base… Il faut avant tout écouter son corps, qui sait bien nous communiquer nos besoins !

Cette alimentation ressemble à l'alimentation qu'adoptent les grands singes, dont le système digestif est strictement identique au nôtre. Les chimpanzés, les bonobos et orangs outans mangent 88 % de glucides, 7 % de lipides et 5 % de protides.

Voici un visuel qui pourrait vous aider à voir d'un coup d'œil ce à quoi devrait ressembler une alimentation parfaitement équilibrée :

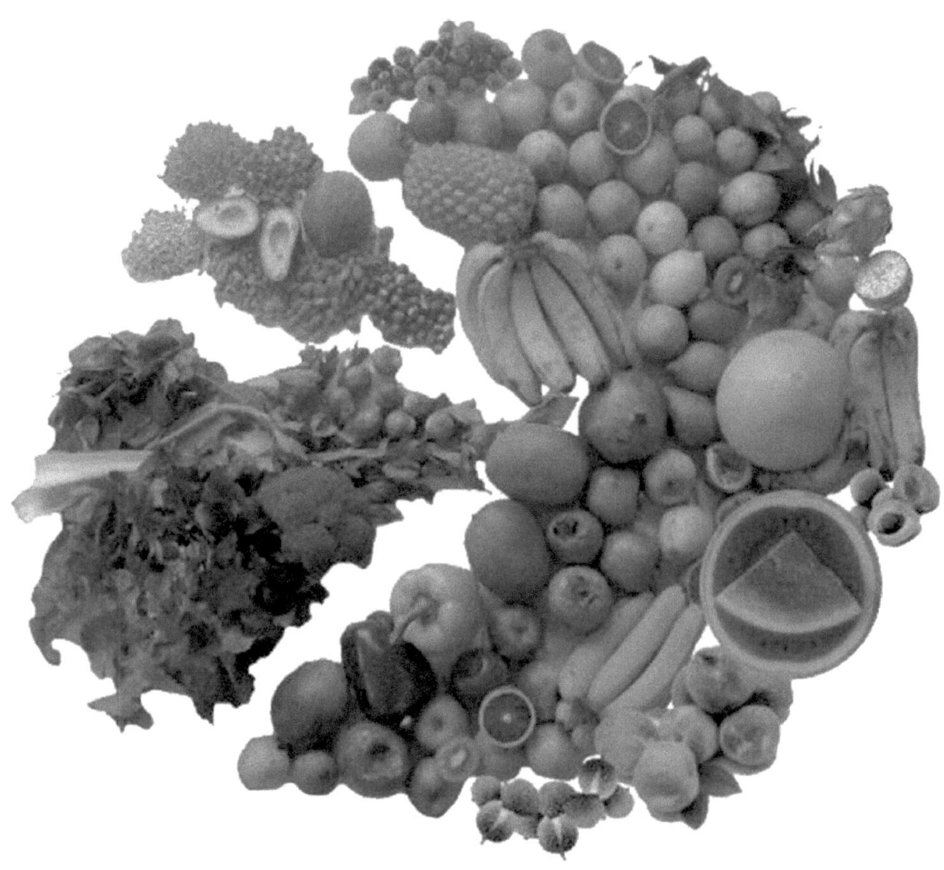

Chapitre 6 :

En pratique

Maintenant, si vous avez lu avec attention les chapitres précédents, vous savez ce qui est mauvais pour votre corps, et ce qui est bon et prévu pour lui...
Mais peut-être êtes-vous un peu perdu :
Comment abandonner des habitudes de vie qui ont des dizaines d'années ?
Comment adopter une alimentation plus adaptée ?
Comment soutenir son corps pendant cette adaptation ?
Ce chapitre, très pratique, devrait répondre à ces questions...

Hygiène de vie globale

Respiration

Veillez à adopter une bonne respiration, ample et profonde. Si vous n'avez pas naturellement cette respiration « nourrissante », essayez les petits exercices cités au deuxième chapitre.
Passez du temps dehors, dans la nature, loin de la pollution...
Un exercice physique adapté peut aussi vous aider à respirer amplement. Préférez alors les sports en plein air, qui vous permettront aussi de vous oxygéner d'un air non vicié.

Sommeil

Couchez-vous plus tôt, veillez à adopter une routine apaisante avant l'heure du coucher... Remplissez vos batteries ! C'est ce qui vous permettra d'entreprendre des réformes plus profondes de votre mode de vie !
Pour soutenir les glandes surrénales, véritables batteries, on pourra consommer des agrumes, s'exposer au soleil (à des heures raisonnables bien entendu), et se faire masser le dos avec une huile enrichie d'huile essentielle de pin sylvestre.

Sérénité

L'angoisse permanente est épuisante... Un meilleur sommeil vous aidera certainement, ainsi qu'une respiration plus profonde.
Si cela ne suffit pas, pensez à ce que vous pourriez faire pour vous en libérer : pourquoi ne pas couper les ponts avec des personnes « toxiques » ? Changer de travail ? Déménager ?
Cela peut paraître excessif, mais votre santé physique et morale, en d'autres termes votre vie, a-t-elle un prix ?

Favoriser l'élimination

Nettoyer la lymphe

La détoxination, c'est-à-dire l'élimination des déchets, se fait naturellement. Notre corps est prévu pour ça. Encore faut-il que les conditions soient réunies pour le permettre... En effet, plus notre corps est fatigué, moins notre système nerveux pourra soutenir la reprise de l'élimination des déchets. La première des choses à faire est donc de nous guérir de la fatigue chronique dont la plupart d'entre nous souffrons...

Il faut aussi que notre corps ait le temps de lancer un grand nettoyage : cela ne sera possible qu'à partir du moment où il ne passera pas les trois quarts de son temps à digérer les aliments lourds et inadaptés que nous lui donnons... Une alimentation basée sur la physiologie humaine est indispensable !

Ensuite, la consommation de fruits, et notamment de fruits acides (agrumes) et semi-acides (pommes, poires, baies, cerises...) entraîne une remise en circulation des déchets acides stockés dans le corps. Ces acides seront alors déversés dans la lymphe. Mais si ces acides restent dans l'organisme, ils vont entraîner une auto-intoxication progressive. Il faut donc favoriser la détoxination, c'est-à-dire l'élimination des déchets acides vers le milieu extérieur.

Pour cela, il faudra favoriser le mouvement de la lymphe, qui ne possède pas, à l'instar du cœur, de « pompe » qui l'entraîne vers les émonctoires. C'est le mouvement du corps qui fait bouger la lymphe. Si vous n'en avez pas déjà une, introduisez une activité physique adaptée et régulière dans vos journées : ce peut être de la marche (en forêt, fantastique : vous bénéficierez en plus de l'air pur, du calme et du contact avec la nature), de la danse, du rebondeur... Trouvez l'activité qui vous convient, et gardez-la précieusement !

Soutenir les émonctoires

Poumons

De l'air, de l'air, de l'air !!!

Et de l'exercice, sans trop forcer…

Intestins et côlon

Les lavements, éventuellement une irrigation colonique, peuvent aider à nettoyer les intestins, qui sont souvent tapissés de déchets…

Les légumes crus et verdures, qui possèdent des fibres dures, viendront balayer les parois intestinales, et permettront ainsi de décrocher la plaque qui les tapisse. Cependant, pour certaines personnes aux intestins fragiles, les légumes sont déjà trop irritants. Il faudra alors consommer les verdures et légumes sous forme de jus et / ou cuits, le temps que le corps se renforce. Les bananes permettent à la muqueuse intestinale de se reconstituer en douceur. La prise de psyllium, qui gonfle, et jouera donc le rôle de balai intestinal, pourra aussi aider à nettoyer les muqueuses. On peut par exemple ajouter une cuillère à café de psyllium dans un moussie quotidien.

Reins

Pour désintoxiquer nos reins, mis à mal par la consommation de produits animaux très acides, on pourra avec intérêt consommer des tisanes diurétiques : queues de cerise, reine des prés, pissenlit, barbe de maïs, feuilles de bouleau, feuilles d'ortie, racine de chiendent.

Peau

La peau est un émonctoire qui est directement relié à un autre : les reins. Lorsque les reins peinent à éliminer les déchets acides de l'organisme, ils sont dirigés vers la peau. Les problèmes de peau dénotent donc une faiblesse au niveau des reins. Pour résoudre ces problèmes, il faudra donc soutenir les reins !

En complément, certaines techniques pourront aider : le brossage à sec de la peau avec une brosse adaptée, pas trop dure, le sauna sec, les bains au bicarbonate de soude (une fois par jour en cas de troubles importants, une à deux fois par semaine si les problèmes sont moins graves)...

Le foie

Pour stimuler et soutenir le foie, les pommes, les carottes et les asperges sont parfaites !

Le jus de betterave est un puissant nettoyant du foie (et de la vésicule biliaire d'ailleurs), surtout si on le combine au curcuma frais.

Pour soutenir l'activité de la bile, vous pouvez consommer du jus de citron, du céleri branche, ainsi que les plantes amères (bardane, pissenlit, desmodium, chardon-Marie, artichaut...).

Une alimentation optimale

Combinaisons alimentaires et succession des aliments au cours d'un repas

Lorsque nous mangeons, les aliments mâchés et mélangés aux enzymes digestives de la salive sont dirigés vers l'estomac. Là, les aliments doivent être digérés par l'action mécanique des muscles du foie (brassage) et le mélange avec les sucs gastriques (eau, enzymes et acide chlorhydrique). Le mélange obtenu, le chyme, se déverse dans le duodénum, et va se mélanger au suc pancréatique et à la bile.

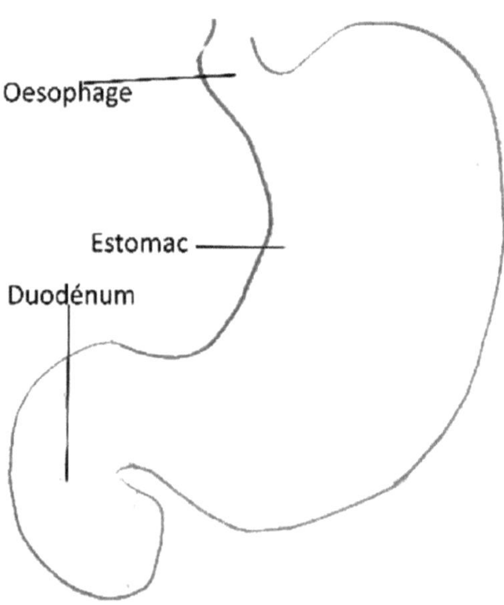

Les sels minéraux contenus dans le chyme deviennent alors assimilables, et seront progressivement incorporés au flux sanguin grâce aux échanges ayant lieu le long de la paroi intestinale.
Plus les aliments sont complexes, plus les aliments sont constitués de fibres dures, et plus longtemps ils resteront dans l'estomac pour être transformés en chyme.
Le tableau de la page suivante récapitule leur temps de digestion.

Il est important de ne pas manger en même temps des aliments qui se digèrent très vite (comme les fruits), avec des aliments plus complexes dont la digestion est plus longue (produits gras par exemple). S'ils sont ingérés en même temps, alors les produits digérés très vite seront bloqués dans l'estomac par la présence des autres aliments non encore entièrement digérés, et ils vont commencer à fermenter, créant des ballonnements...
Pour s'y retrouver, je vous propose un petit schéma : tous les aliments dont les cercles se croisent peuvent être mélangés entre eux, sans créer de problèmes de digestion. Ceux qui ne se touchent pas ne devraient pas être consommés ensemble...

Aliments	Temps de stagnation dans l'estomac
Eau	Ne reste pas
Jus (débarrassés des fibres insolubles)	10 minutes
Fruits et légumes mixés (fibres partiellement cassées)	20-30 minutes
Pastèques et melons	30 minutes
Fruits acides gorgés de jus (ananas, agrumes, grenades, raisins, kiwis, abricots…)	35 minutes
Fruits semi-acides (pommes, poires, fruits rouges sauf framboises, pêches, mangues, litchis, prunes…)	40 minutes
Fruits doux (bananes, figues, dattes, papayes, kakis)	45 minutes
Légumes-fruits (tomates, concombres, poivrons) et verdures	45-50 minutes
Légumes cuits à la vapeur (fibres adoucies par la cuisson)	45 minutes
Légumes racines (carottes, panais, betteraves, navets…)	50 minutes
Féculents riches en amidon (pommes de terre, patates douces, maïs doux, courges, châtaignes, topinambours…)	50 minutes
Graines, amandes et noix	2 à 3 heures
Produits laitiers	4 à 5 heures
Viandes et poissons	5 heures environ

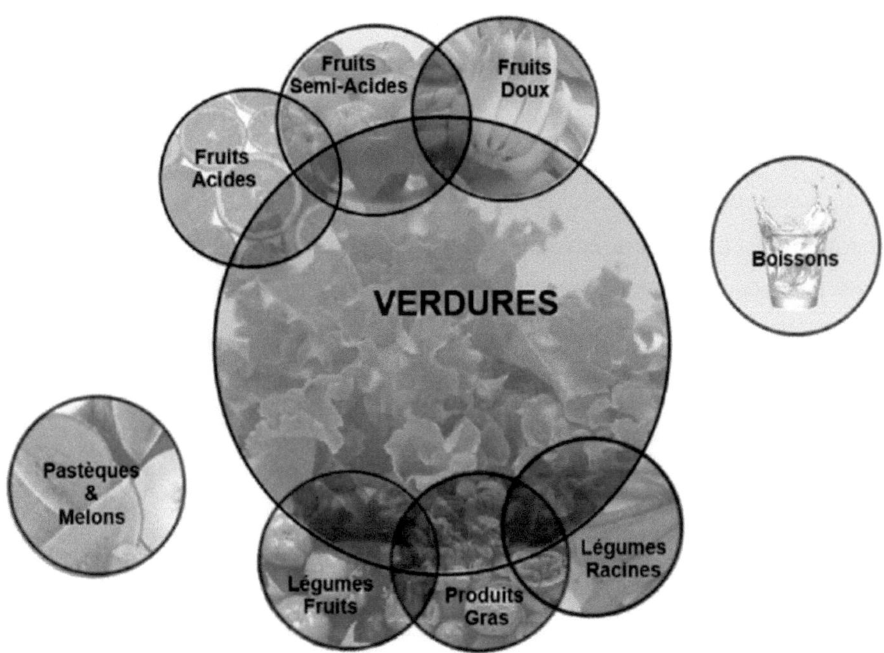

Et si on consomme plusieurs aliments au cours d'un même repas, il faut prendre la précaution de manger en premier les aliments qui se digèrent le plus vite, afin qu'ils puissent être évacués de l'estomac sans gêner la digestion des autres aliments.

A noter :

certaines personnes sont plus sensibles que d'autres aux combinaisons alimentaires. Un mélange qui ne vous incommode pas n'est pas forcément sans désagréments pour d'autres !

Différents programmes alimentaires

Il peut être difficile de savoir par où commencer lorsqu'on veut réformer son alimentation...

Ce que je conseille toujours, c'est d'y aller en douceur : soyez aimants vis-à-vis de votre corps, laissez-lui le temps de prendre de nouvelles habitudes, et de retrouver l'énergie nécessaire pour retrouver une pleine santé. Si vous faites un changement d'alimentation en y allant progressivement, vous ne serez pas incommodés par les symptômes d'une détoxination forte... et vous serez à même de maintenir les changements entamés !

1ère étape :

Ajouter les fruits et les jus

Dans un premier temps, je conseille aussi de ne pas chercher à ENLEVER, mais à AJOUTER : à chaque fois que vous êtes tenté de grignoter, mangez un fruit !

Le matin, au réveil, prenez une tisane, de l'eau citronnée… Cet apport de liquide permettra à votre organisme de se purifier des toxines remises en circulation pendant le repos de la nuit.

Si vous disposez d'un extracteur de jus, d'une centrifugeuse, ou même d'un simple presse-agrumes, ajoutez les jus frais et crus (les jus pasteurisés ne contiennent que peu de vitamines, et les enzymes sont complétement détruites). Les jus légumes / fruits sont l'idéal, vous apportant à la fois les principes des fruits qui remettront en circulation les déchets acides, et les minéraux alcalins des légumes pour aider à leur élimination… Au début, vous aurez certainement plus de goût pour les jus avec une majorité de fruits, mais essayez d'augmenter progressivement la proportion de légumes et verdures dans vos jus, pour arriver à un minimum de deux tiers du jus final. Le jus le plus simple est un très bon jus de base : pomme / carotte. Vous pouvez y ajouter des verdures (menthe en été, un délice !, persil, orties, blettes, choux vert ou kale…).

Une bonne habitude consiste aussi à ajouter dans vos journées un grand **moussie vert** ! Cela vous permettra de manger des verdures et des fruits sans vous en rendre compte…
La recette de base n'est pas compliquée : 400 ml d'eau, 2 bananes et 1 autre fruit (qui peut être aussi une banane), plus 2 branches de céleri et 5 grandes

feuilles de salade (ou l'équivalent en épinards, persil, mâche, menthe, ortie, basilic…). Variez les verdures utilisées pour plus de bienfaits.
Si vous avez du mal à trouver des verdures fraîches, vous pouvez remplacer le céleri et les verdures par deux cuillères à café bombées de poudres de verdures (que l'on trouve en magasin bio ou sur internet) : spiruline, herbe de blé, alfalfa, ortie…

2ème étape :

Remplacer le petit-déjeuner par un repas de fruits

C'est le meilleur moyen de commencer la journée avec des aliments remplis de vitamines, de bon sucre qui nourrira nos cellules, et d'eau pour nous réhydrater…

Essayer aussi de ne pas manger trop tôt : notre corps commence à produire les enzymes digestives aux alentours de 9 heures du matin. Si on mange plus tôt, la digestion ne sera pas idéale. Bien entendu, cette règle est à adapter à vos conditions de vie : si vous partez travailler très tôt, vous n'avez peut-être pas la possibilité de petit-déjeuner à partir de 9 heures… Dans ce cas, il vaut mieux manger un petit-déjeuner de fruits à 6 heures que craquer sur un sandwiche ou une barre chocolatée en milieu de matinée ! Toutefois, si vous pouvez, les fruits sont faciles à transporter sur le lieu de travail. Ils se glissent aussi facilement dans les sacs des enfants pour être dégustés à la récréation…

En commençant ainsi la journée, vous diminuerez aussi votre ration de produits « toxiques » : pain, beurre, confiture… C'est aussi une bonne façon d'être par la suite de la journée plus attirée par de bons aliments que par des aliments qui vous intoxiqueront…

3ème étape :

Diminuer puis supprimer les poisons majeurs

Petit rappel sur les poisons majeurs : ce sont les produits laitiers, les produits céréaliers à base de gluten, le sucre raffiné et le sel.

Le sel

Pour ce qui est du sel, vous verrez par vous-même que les plats crus n'ont pas besoin d'être salés, puisque les fruits et légumes conservent tous leurs minéraux ! Si vous avez toutefois besoin de ce goût salé, vous pouvez fabriquer votre propre sel de céleri (je vous en donne la recette en dernier chapitre). A saupoudrer sans aucune arrière-pensée sur tous vos plats !

Les produits laitiers

Pour ce qui concerne les produits laitiers, vous pouvez remplacer le lait par des « laits » végétaux : lait de riz, lait d'amande… on en trouve dans le commerce, mais vous pouvez à moindre coût réaliser le vôtre (recette en dernier chapitre).
De même, il existe de petites briques de crème d'amande, de crème de riz ou de crème coco, qui vous permettront de remplacer la crème fraîche dans vos préparations. Vous découvrirez en même temps de nouvelles saveurs ! On peut même réaliser une chantilly à base de crème de coco…
L'huile d'olive remplacera avantageusement le beurre dans la préparation de vos plats cuits. Et si vous aimez mangez encore des tartines, vous pourrez utiliser de la margarine, ou mieux, des tartinades d'oléagineux.
Si vous avez encore envie de yaourts ou crèmes dessert, vous pouvez dans un premier temps vous tourner vers les yaourts à base de lait de riz, puis les remplacer par des moussies de fruits à base de bananes, qui donnent une texture onctueuse et épaisse, proche des yaourts bulgares…

Quant aux fromages, il existe en magasin bio des faux-mages à base notamment de lait de soja. Cela peut faire illusion ! Vous pouvez aussi vous lancer dans la confection de vos propres fromages crus à base d'oléagineux, c'est délicieux et surprenant…

<u>Produits à base de gluten</u>

Vous pouvez dans un premier temps remplacer le pain de blé par du pain de sarrasin (voire recette en dernier chapitre), des galettes de riz…

Pour les pâtisseries, vous pouvez faire des sablés au sarrasin, des biscuits à la purée d'oléagineux…

Vous pouvez aussi faire des galettes bretonnes pour remplacer les crêpes, des pâtes à tarte à base de farine de sarrasin…

Enfin, les pâtes, la semoule et autres pourront être remplacés par des pommes de terre vapeur, des châtaignes, du quinoa.

4ème étape :

Supprimer les excitants (thé, café, alcool)

Vous pourrez remplacer le thé et le café par des infusions de plantes, du thé rouge (sans théine ni caféine), des jus frais, de l'eau citronnée ou additionnée d'autres jus de fruits.

Quant à l'alcool, vous pourrez aussi essayer des boissons à base de jus forts : gingembre par exemple.

A savoir : la suppression de ces excitants, qui stimulent en permanence nos glandes surrénales, révèlera notre réel degré de fatigue. Ce n'est pas le changement d'alimentation qui vous fatigue : il ne fait que porter au grand jour la fatigue qui s'accumule depuis des années !

C'est pourquoi, si vous êtes dans un état d'épuisement physique, supprimez ces excitotoxines petit-à-petit, pour pouvoir « tenir » la route… et donnez en parallèle à vos glandes surrénales ce qu'il faut pour les remonter : du repos, beaucoup de soleil, des agrumes, mais aussi des plantes médicinales (ashwagandha, gingembre, maca, ortie, rhodiola, réglisse, éleuthérocoque, thym, racine d'astragale).

5ème étape :

Supprimer les produits animaux (viande, poisson, œufs)

Pour concentrer les repas sur les légumes et les céréales.

6ème étape :

Supprimer les produits céréaliers sans gluten et les légumineuses

Débuter chaque repas par une grosse salade de verdures + fruits, ou verdures + légumes. Continuer par un plat de légumes cuits et de féculents (quinoa, pommes de terre, patates douces, châtaignes...). Transformez le goûter par un beau repas de fruits, à croquer, en salade de fruits, ou en moussie.

7ème étape :

75 % de cru

Après avoir commencé la journée par un repas de fruits, prenez un repas de fruits (à croquer, en salade de fruits ou en moussie) le midi. Et le soir, préparez une grosse salade de crudités, à manger avant un plat de légumes cuits (et / ou pommes de terre vapeur). Si vous avez besoin d'idées, je publie régulièrement des exemples d'assiettes du soir sur mon blog.

Cette étape est déjà un énorme progrès ! Si vous souhaitez vous arrêter là, les bénéfices au niveau de votre santé seront indéniables...

8ème étape :

Passer au « tout cru » si vous le désirez.

Adopter une alimentation à 100 % végétalienne et crue n'est pas un but en soi. Ce que vous devriez avoir pour objectif, c'est votre santé, votre moral, votre énergie.

C'est pourquoi, si vous n'en ressentez pas l'envie, arrêtez-vous en cours de chemin ! L'essentiel, c'est que vous soyiez bien dans votre tête, en accord avec vos convictions, que votre corps ait retrouvé une pleine santé et une belle vitalité... La « course au cru » n'est pas une quête de performance, ce n'est pas un concours entre adeptes d'une certaine ascèse... au contraire ! Pour moi, l'alimentation vivante, c'est plutôt le plaisir simple des aliments faits pour nous, les couleurs, les saveurs, les odeurs...

Tout ça pour dire que vous pouvez bien entendu aller jusqu'aux 100 % cru, et que vous vous en sentirez encore mieux ! Mais qu'il ne faut aller jusque-là que si vous en avez vraiment envie...

La détoxination

Lorsque vous ne soumettez plus votre corps à une alimentation inadaptée, et que vous lui permettez de retrouver une belle énergie grâce au carburant fait pour lui, votre organisme va utiliser cette nouvelle énergie pour se lancer dans un grand nettoyage de printemps...

Il va remettre en circulation les toxines qui étaient jusque-là stockées dans des œdèmes ou dans des amas graisseux. Les toxines vont suivre le chemin prévu, en empruntant les canaux lymphatiques, subir une première épuration dans les ganglions lymphatiques, puis être acheminées vers les émonctoires pour être rejetées hors de l'organisme.

Toutefois, si les émonctoires ne sont pas en grande forme, ou si la charge toxémique est trop importante, il peut s'ensuivre des désagréments : des selles ou une urine brûlante, des douleurs aux organes, des maux de tête, des troubles ORL (rhumes, angines, etc.), signifient que votre corps a du mal à gérer autant de toxines en même temps. Si vous subissez ces petits maux, c'est à la fois une bonne nouvelle, puisque cela montre que votre corps cherche à éliminer les toxines qui l'empoisonnent, mais cela veut aussi dire que les choses vont trop vite. Vous avez alors intérêt, pour votre confort, de ralentir un peu la transition, en rajoutant un peu de légumes et pommes de terre cuites par exemple. Encore une fois : laissez le temps à votre corps de se régénérer en douceur !!!

Une autre manifestation de la détoxination est le froid que l'on peut ressentir, surtout aux mains et pieds. Cet état de froid permanent a plusieurs causes. La première, c'est la fatigue de nos glandes surrénales, qui ne peuvent plus envoyer le sang jusqu'aux extrémités de notre corps (cerveau, mains et pieds). Or, le sang a la propriété de réchauffer les organes qu'il traverse. C'est pourquoi nous avons cette sensation de froid. Ce problème se résoudra de lui-même dès que nos glandes surrénales auront retrouvé assez d'énergie pour assurer la régulation thermique.

La deuxième cause, c'est la détoxination : lorsque notre organisme entre dans une phase de détoxination, une grande partie de son énergie est mobilisée par cette action, et il reste moins pour la régulation thermique du corps. Plus la charge toxémique est lourde, moins il restera d'énergie pour la thermogénèse… Mais là encore, ce n'est qu'un passage, et lorsque le corps se sera épuré des toxines stockées, il retrouvera l'énergie nécessaire à la production de chaleur.

Le matériel nécessaire

Pour débuter en alimentation vivante, il ne faut pas investir beaucoup, puisque les seuls instruments réellement nécessaires sont de bons couteaux et un économe… C'est tout ce qu'il faut pour pouvoir croquer fruits et légumes !

Par la suite, quelques appareils pourront venir équiper notre cuisine, pour amener une agréable variation dans vos repas. En voici une rapide présentation :

L'extracteur de jus

Comme son nom l'indique l'extracteur de jus sert à extraire le jus des fruits, légumes et verdures. Contrairement à une centrifugeuse, sa vis sans fin tourne doucement et permet d'oxyder au minimum les végétaux, et de garder toutes les précieuses vitamines… Cela dit, dans un premier temps, vous pourrez très bien utiliser une centrifugeuse ou même un presse-agrumes !

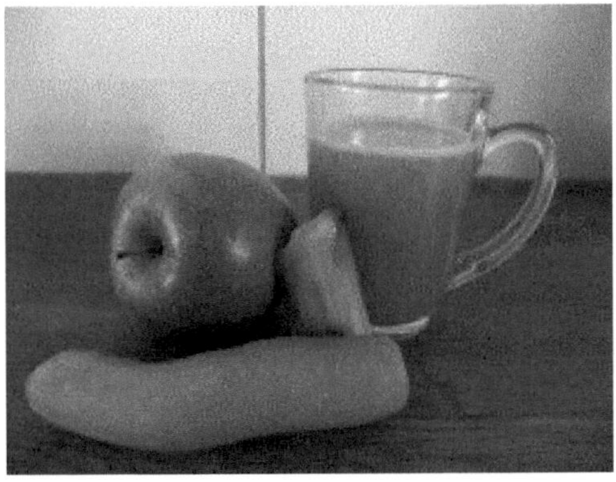

Toutefois, l'extracteur de jus vous permettra aussi de réaliser de délicieuses soupes, en extrayant des jus de légumes que vous mixerez ensuite avec un avocat pour les épaissir, et que vous pourrez éventuellement faire réchauffer doucement. Pour garder la qualité crudité, il suffit de faire attention à ne pas dépasser 40 – 45°, c'est-à-dire une température qui vous permet de tremper votre doigt dans le liquide sans vous brûler. Je vous donne quelques exemples de soupes crues dans le chapitre suivant.

L'extracteur vous permet aussi de réaliser des compotes crues, en utilisant le tamis plein.

Il suffit de passer des fruits épluchés et épépinés ou dénoyautés, de mélanger à la cuillère, et vous obtenez une délicieuse compote crue !

Vous pouvez aussi, toujours à l'aide du tamis plein, préparer une pâte à biscrus, en combinant des fruits séchés réhydratés quelques heures et des fruits secs (quelques combinaisons en dernière partie). Une fois les ingrédients passés à l'extracteur, il faudra bien tout mélanger, former de petites boules et les aplatir, puis éventuellement les passer au déshydrateur pour les rendre plus croquants.

En été, vous pourrez encore déguster des sorbets crus, en passant des fruits préalablement congelés dans l'extracteur avec le tamis plein…

L'extracteur est donc un excellent appareil, vraiment polyvalent.

Le blender

Vous pouvez commencer avec un blender classique, qui vous permettra de réaliser des moussies de fruits, parfaits pour commencer une journée, comme en-cas, ou même en repas !
Avec un blender plus puissant, vous pourrez faire des moussies verts (fruits + légumes), ou des soupes crues épaisses à base de légumes. Dans ce cas, si vous ajoutez de l'eau chaude, vous n'aurez même pas besoin par la suite de la faire chauffer...
Il est aussi possible de réaliser des beurres d'oléagineux (amandes, noisettes, cacahuètes...), à partir de fruits secs entiers, en faisant tourner le blender assez longtemps, et en ménageant des pauses de temps à autre pour ne pas qu'il chauffe.

Le spiraliseur

Grâce au spiraliseur, vous aurez de magnifiques spaghettis de légumes sur votre table ! Avec une sauce à base de tomates ou de betteraves, ou un pesto maison, ce plat fera illusion !
Les légumes suivants sont parfaits pour la réalisation de ces spaghettis crus : courgettes, carottes, concombres, mais aussi betteraves...

Le déshydrateur

Le déshydrateur est un bon complément. Je déconseille d'incorporer systématiquement à vos repas des produits déshydratés, mais ce sont d'excellentes gourmandises ponctuelles !
Vous pourrez confectionner des biscrus, des « bonbons » à base uniquement de fruits, des crêpes crues, des galettes de légumes, des crackers...
Le déshydrateur vous permettra aussi de ne pas perdre les excédents de fruits que vous ne pouvez consommer : les fruits séchés sont des gourmandises dont les enfants raffolent !

Les emporte-pièces, pics à brochettes et autres accessoires

N'oubliez pas que la présentation compte presque autant que le contenu de l'assiette ! Alors soignez-la, en agençant les fruits et légumes d'une jolie façon, en confectionnant des boules de fruits grâce à une cuillère parisienne, en posant quelques brochettes dans votre assiette, en déposant quelques morceaux de pastèque, mangue, carotte ou betterave découpées en forme de fleur, poisson ou oiseau grâce à des emporte-pièce spécialisés (que l'on trouve dans les boutiques asiatiques ou sur internet, sur les sites spécialisés dans le matériel dédié aux bentos)... Vous pouvez soigner la présentation de vos biscrus en utilisant des presses à biscuits ou des emporte-pièces traditionnels pour biscuits.

Quelques recettes

Seleri

Prenez un pied de céleri branche et coupez chaque tige en tronçons (en gardant les feuilles. Faites-les déshydrater à 42° jusqu'à ce que tout soit bien sec.

Mixez le céleri jusqu'à ce qu'il soit en poudre, et conservez en bocaux bien fermés pour qu'il ne s'humidifie pas.

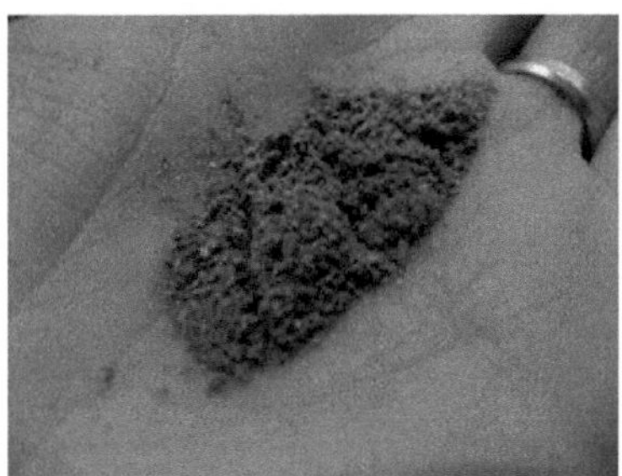

Lait végétal

Faire tremper pendant une nuit 1 tasse d'oléagineux (amandes, noisettes, noix, graines de chanvre, graines de sésame…).

Le lendemain, les rincer puis les égoutter, et les mettre dans un blender avec 1 litre d'eau.

Pour un lait plus sucré, ajouter 5 ou 6 dattes séchées dénoyautées.

Mixer pour liquéfier.

Filtrer dans un sac à lait végétal, ou tout simplement un tissu à fromage.

Chantilly de coco

Prendre 20 cl de crème coco, et la placer pendant 30 minutes au congélateur, avec un bol et un fouet.

Au bout de 30 minutes, verser la crème coco dans le bol et fouetter vigoureusement jusqu'à obtention d'une chantilly.

On peut ajouter du sucre de coco à cette chantilly si on ne la trouve pas assez sucrée.

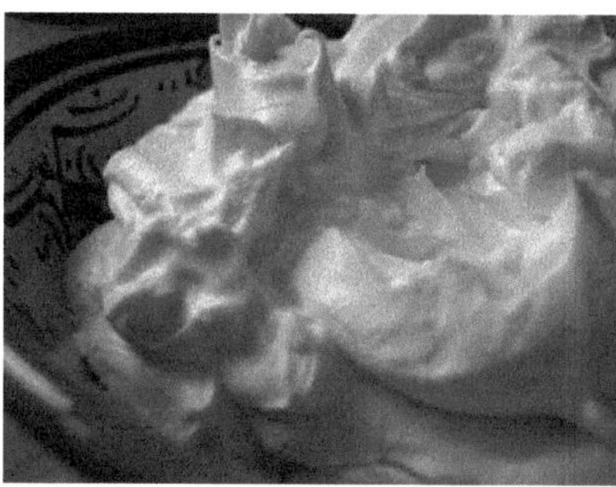

Beurre d'oléagineux

Pour 250 ml de beurre, il faudra utiliser 500 ml d'oléagineux, que vous placerez dans votre blender ou votre robot ménager équipé de la lame en S.

Pour réaliser le beurre, il suffit de faire tourner l'appareil 30 secondes à la fois, en repoussant éventuellement les oléagineux vers le centre, jusqu'à ce que le beurre soit formé.

Il peut parfois être utile d'ajouter 1 cuillère à soupe d'huile neutre pour aider le processus.

Fromages végétaux

Pour réaliser des fromages végétaux, la noix de cajou est reine !

Vous pourrez faire deux sortes de « fromages » : des fromages à tartiner, très crémeux, et des fromages moulés.

<u>Pour un fromage à tartiner de 125 g environ :</u>

Faites tremper 100 g de noix de cajou pendant une nuit.

Le lendemain, rincez-les et égouttez-les.

Mélangez-les avec 3 cuillères à soupe d'eau à température ambiante, 1 pincée de sel, et le jus d'un petit citron.

Vous pouvez ajouter, selon le goût que vous souhaitez pour votre fromage à tartiner, une gousse d'ail, des herbes fraîches, des graines (coriandre, fenouil ou encore poivre par exemple).

Mixez le tout jusqu'à ce que vous obteniez une crème homogène.

Conservez au frais.

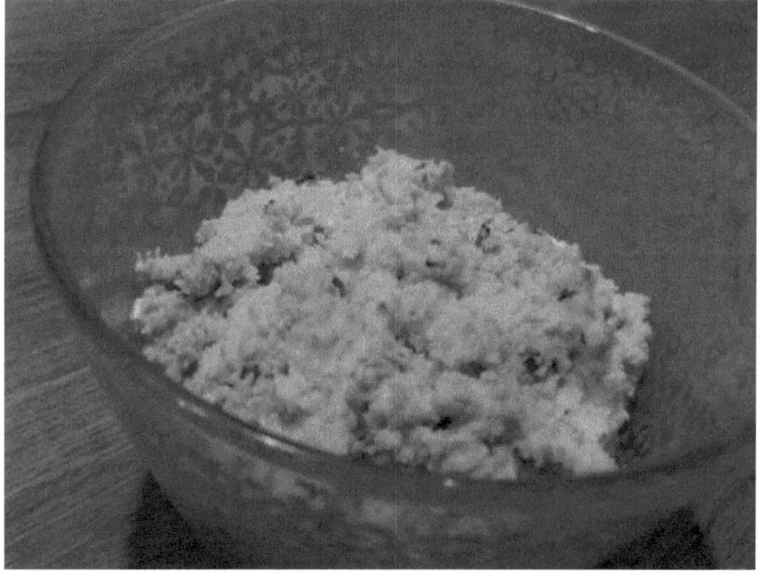

Pour un fromage moulé de 125 g environ :

Faire tremper 100 g de noix de cajou pendant une nuit.

Le lendemain, rincez-les et égouttez-les soigneusement.

Mixez les noix de cajou avec 1 cuillère à soupe d'huile d'olive, 1 cuillère à soupe d'eau à température ambiante, le jus d'un demi citron, 1 cuillère à soupe de levure de bière, ¼ d'oignon jaune et 1 cuillère à café de poudre d'ail déshydraté.

Pendant ce temps, faites chauffer 3 cuillères à soupe d'eau. Lorsque l'eau bout, ajoutez 1 cuillère à café d'agar-agar, et remuez pendant une minute, puis incorporez le mélange à la crème de cajou.

Mixez à nouveau jusqu'à ce que le mélange soit homogène, et versez dans un petit moule huilé ou une moule en silicone souple, que vous placerez au frais pour 3 heures minimum avant de pouvoir démouler votre fromage.

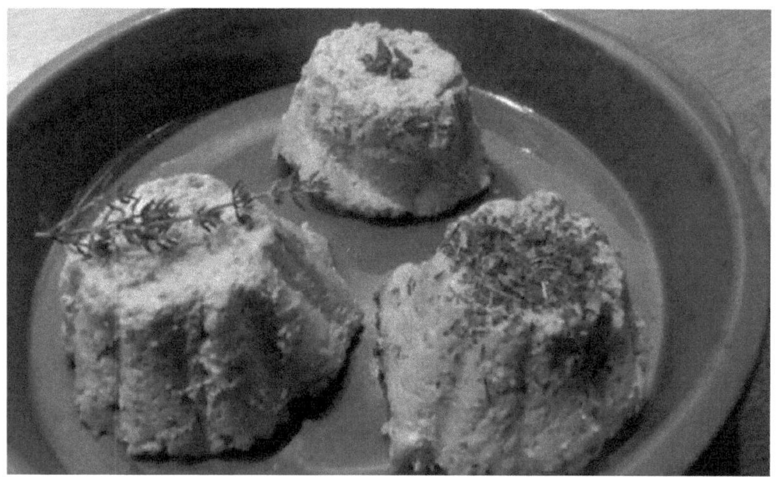

Pain de sarrasin

Mélangez 1 sachet de levure de boulangerie sans gluten avec 400 g d'eau tiède. Ajoutez 400 g de farine de sarrasin et 1 cuillère à café de sel. Mélangez avec une cuillère en bois jusqu'à ce que la pâte ait une consistance semi-liquide (comme une pâte à gâteau). Versez alors dans un moule graissé, couvrez le moule et laissez la pâte lever pendant 1 à 2 heures dans un endroit chaud. Lorsque la pâte a levé, allumez le four à 180°, et laissez cuire environ 45 minutes (selon votre four).

Sablés au sarrasin

Mélangez 250 g de farine de sarrasin, 150 g de margarine et 4 cuillères à soupe de sucre de coco (que vous pouvez remplacer par du sucre de table). Sablez la pâte avec les doigts, en ajoutant 1 à 2 cuillères à soupe d'eau si nécessaire.

Etalez la pâte au rouleau à pâtisserie, et découpez des sablés de la forme que vous souhaitez.

Enfournez à 180° pour 15 minutes.

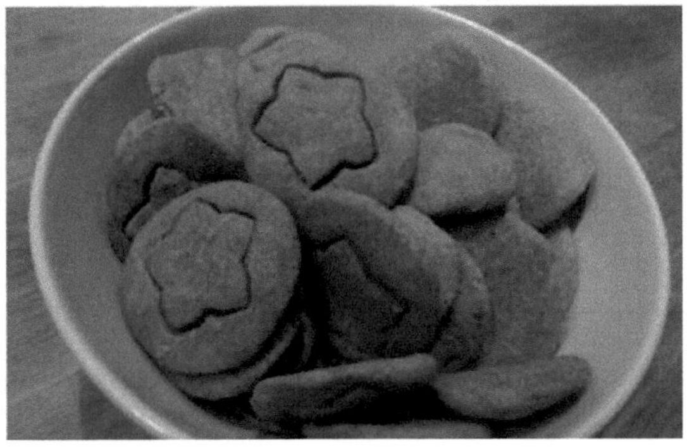

Biscuits à la purée d'oléagineux

Mélangez :

- 1 cuillère à soupe de purée d'oléagineux (purée d'amande, purée de noisette, purée de noix de cajou...)
- 5 cuillères à soupe de sucre de coco (ou sucre de table)
- 1 tasse de farine de sarrasin
- ½ cuillère à café de bicarbonate de soude
- 1 tasse de fruits secs (amandes, noix, noisettes, sésame...) en morceaux
- 1 poignée de fruits séchés (raisins secs, bananes séchées en dés, papaye séchée, dattes séchées,etc)
- 1 tasse d'eau tiède
- Eventuellement : 6 carreaux de chocolat, râpés ou coupés en pépites.
  Formez de petites boules de pâte que vous aplatirez entre vos paumes.
  Faites cuire ces biscuits une vingtaine de minutes au four à 180°.

Galettes bretonnes minute

Mélangez 2 tasses de farine de sarrasin et 4 ½ tasses d'eau. Ajoutez 1 pincée de sel.

Mixez la pâte dans un robot ménager pendant 2 minutes. Avec cette méthode, il n'est pas nécessaire de laisser la pâte reposer. Armez-vous de votre crêpière ou de votre bilig, et c'est parti : faites les galettes !

Vous pourrez garnir ces galettes de légumes cuits, de légumes crus, ou les tartiner de purées d'oléagineux avant d'ajouter des fruits en morceaux...

Pâte à tarte au sarrasin

Mélangez 150 g de farine de sarrasin, 2 cuillères à soupe d'huile d'olive, 3cuillères à soupe d'eau, 6 cl de lait végétal et ½ cuillère à café de bicarbonate de soude.

Etalez au rouleau à pâtisserie et faites cuire 10 minutes à 150° avant d'ajouter vos garnitures sucrées ou salées, et de remettre au four à 180°.

Mousse au chocolat

Pour deux personnes :

Fouettez vigoureusement 20 cl de crème coco et 2 cuillères à soupe de cacao non sucré.

Vous pouvez ajouter à ce mélange 1 cuillère à café de sucre de coco si vous le désirez, ou 1 cuillère à café de sirop d'agave ou de miel.

Mettez au frais jusqu'au moment de servir.

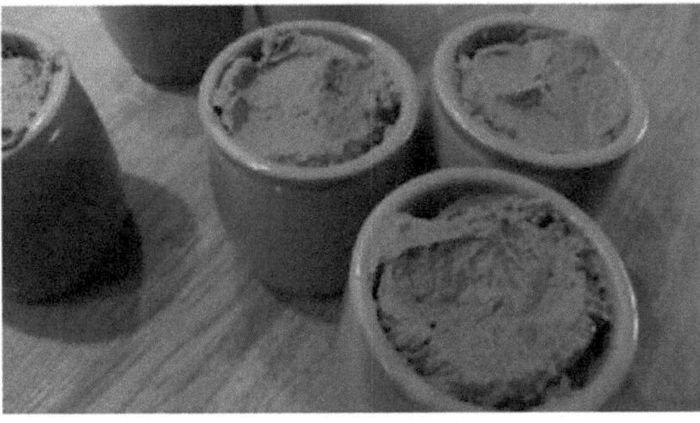

Gâteaux crus

Les gâteaux crus sont relativement simples à réaliser :

- Une base composée de fruits secs et fruits séchés
  (amandes / dattes est la plus courante, mais vous pouvez essayer ananas / coco, ou toute autre combinaison de votre choix)
  OU fruits séchés et mûres blanches séchées. Les mûres blanches séchées sont un peu plus onéreuses que les fruits secs (amandes par exemple), mais elles ont l'avantage de ne pas être grasses, ce qui évite une mauvaise combinaison alimentaire sucre + gras.
  Cela dit, si vous consommez ces gâteaux crus seulement une fois de temps en temps, vous pouvez vous permettre cette combinaison non idéale !
- Une couche de fruits + noix de cajou
  OU fruits + huile de coco
- Une couche de fruits + dattes (ou autres fruits séchés) pour donner plus de goût sucré
- Réfrigérez le tout pendant au moins 4 heures, démoulez, et servez…

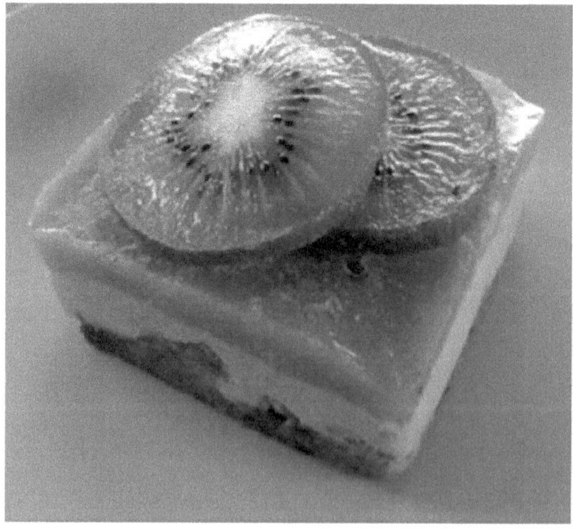

Croquettes de sarrasin

Mettez 2 tasses de flocons de sarrasin dans un saladier.

Assaisonnez à votre convenance, avec des épices, des herbes, ou encore du bouillon végétal.

Versez par-dessus 2 tasses d'eau bouillante, et mélangez bien.

Ajoutez 8 cuillères à soupe de farine de sarrasin, et mélangez avec les doigts de façon à former une grosse boule de pâte.

Prélevez de petits morceaux de pâte et roulez-les dans vos mains pour former des croquettes de la forme souhaitée.

Ces croquettes pourront être poêlées dans de l'huile d'olive, ou cuites au four.

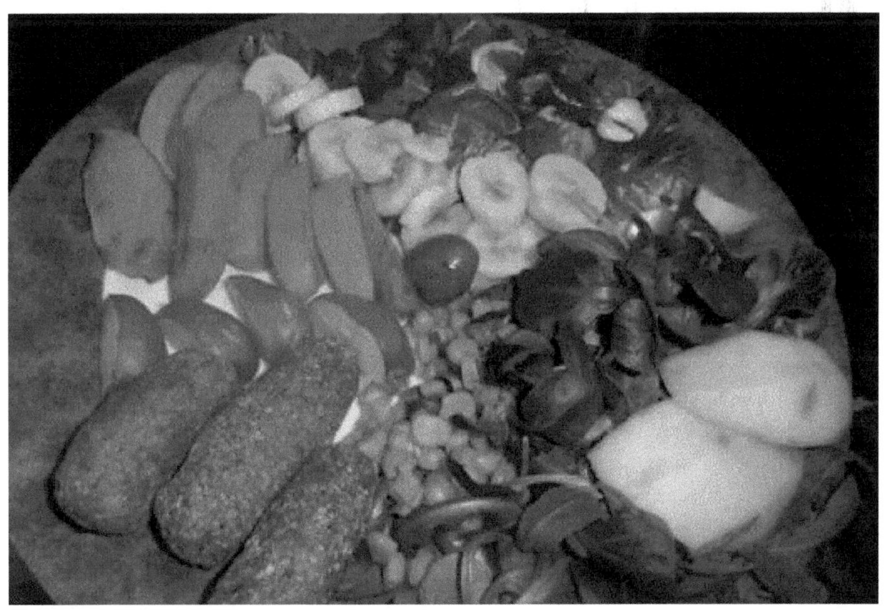

Goûters de fruits : assiettes, salades de fruits, moussies

Pour des goûters sains et appétissants, rien de mieux que les fruits !

Vous pouvez couper vos fruits et les disposer joliment sur une assiette,

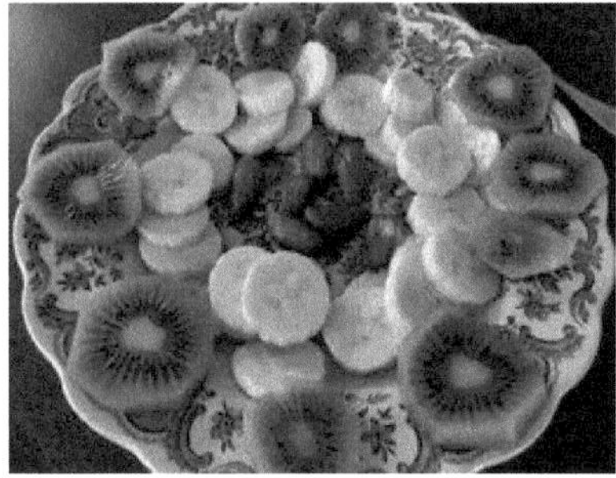

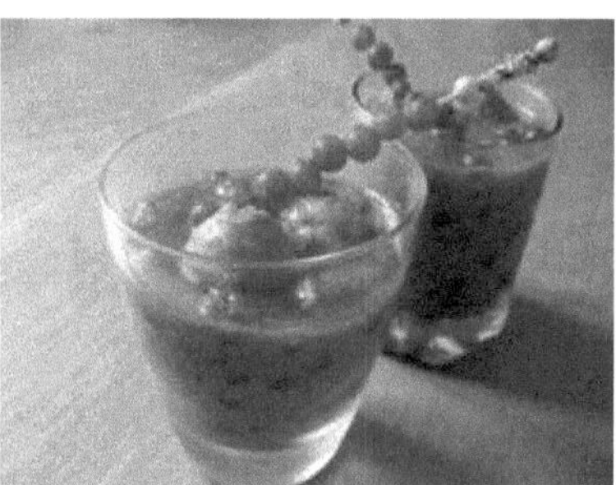

les mélanger dans une salade de fruits, ou les mixer pour en faire de fantastiques moussies !

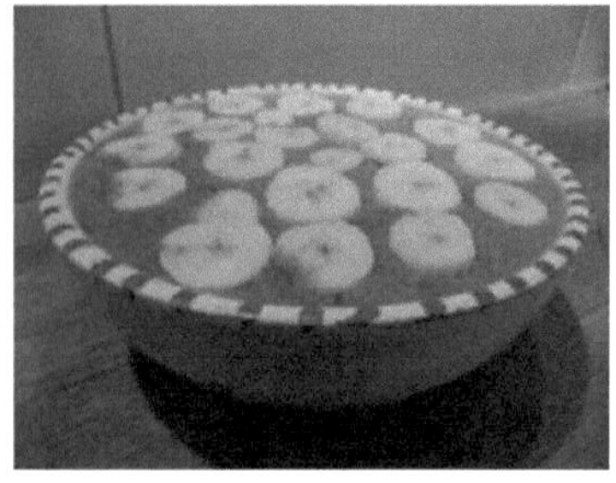

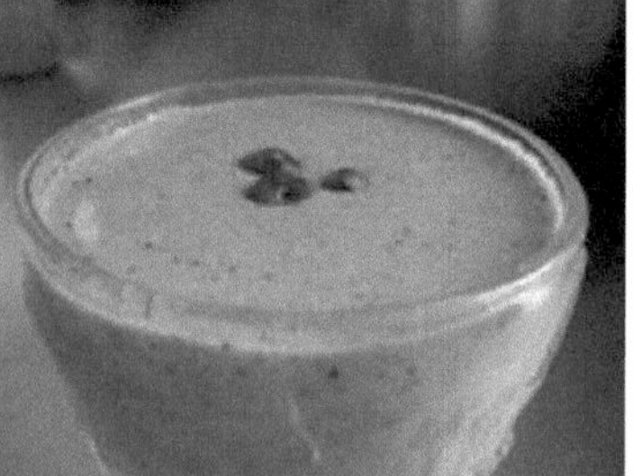

Parmi nos moussies préférés :

- Bananes / dattes
- Poire / kiwi
- Banane / mangue
- Mangue / fruit de la passion
- Pomme / poire / kaki…

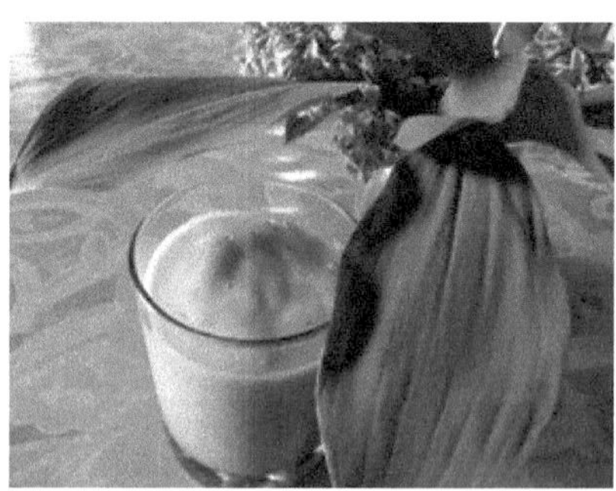

Quelques assiettes du soir

Pour les assiettes du soir, la base sera la même : des verdures ! Variez le plus souvent possible : batavia, laitue, feuille de chêne, mais aussi épinards, mâche, roquette, chou kale, chou vert, agrémentés de cerfeuil, coriandre, basilic, menthe…

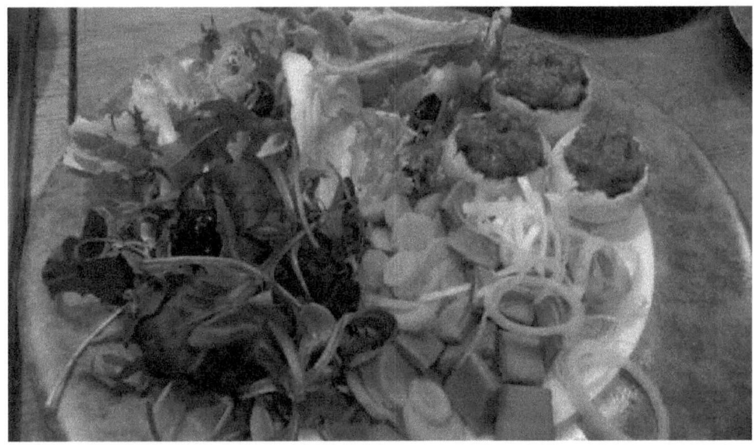

Ensuite, vous pouvez ajouter soit des fruits, soit des légumes (avec éventuellement un produit gras comme des olives ou de l'avocat).
Vous pouvez bien entendu tout mélanger et servir ensuite dans les assiettes, mais rappelez-vous que la présentation jour beaucoup !

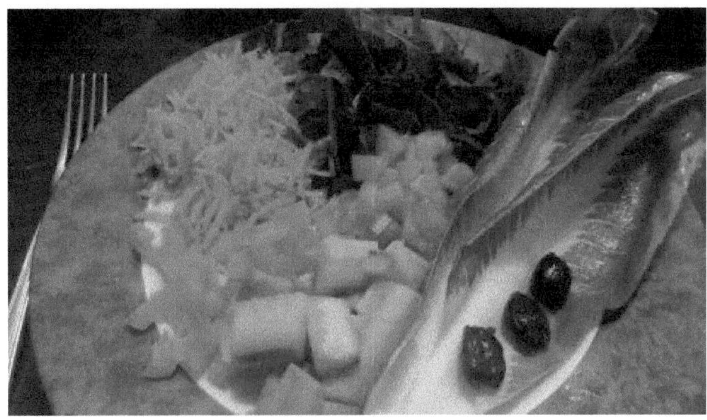

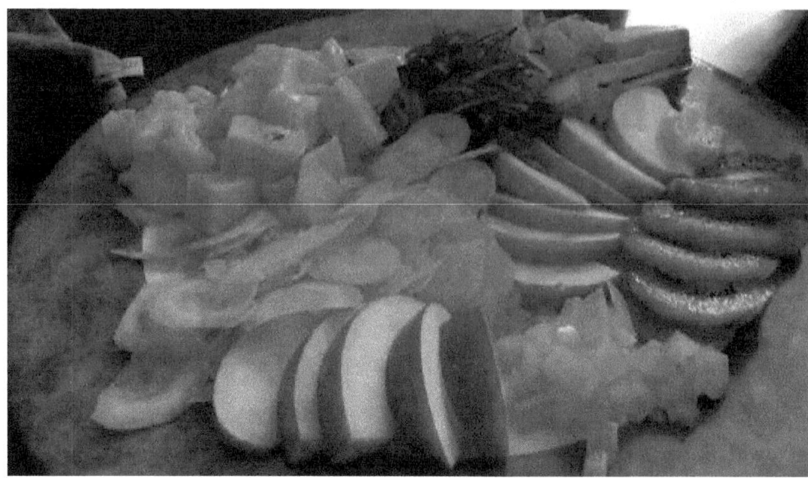

C'est pourquoi que fais régulièrement une présentation à l'assiette (assez rapide à réaliser quand on a déjà découpé tous les fruits et légumes) : ainsi, on est déjà mis en appétit grâce aux couleurs qui se marient joliment dans les assiettes !

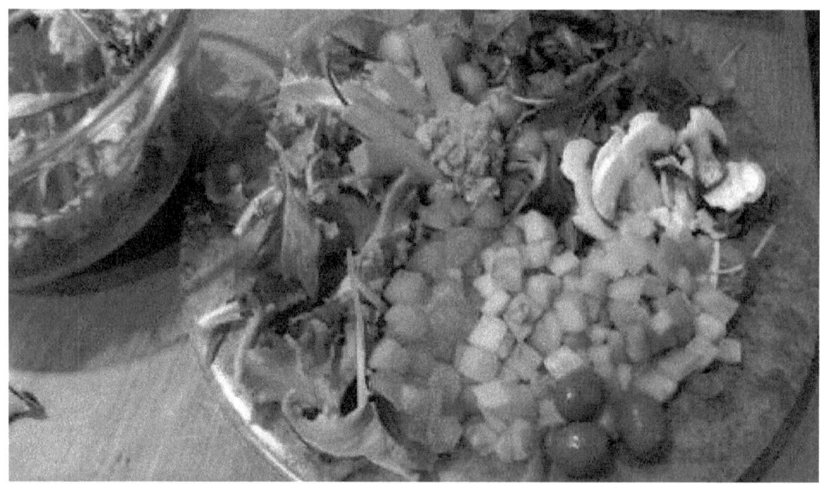

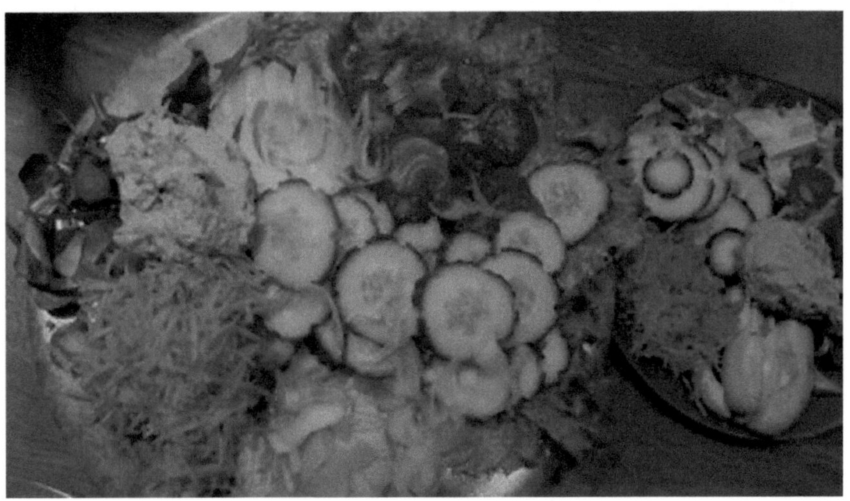

Soupes crues

Il y a deux façons de préparer une soupe crue :

<u>A l'extracteur de jus</u>

Il suffit alors de passer vos légumes et / ou fruits à l'extracteur de jus.

Si vous le souhaitez, vous pourrez épaissir la soupe obtenue en y mixant un avocat.

Les soupes crues sont délicieuses froides, mais elles peuvent aussi être réchauffées doucement si on prend la précaution de ne pas leur faire dépasser 42° : tant que vous pouvez tremper votre doigt dans la soupe sans vous brûler, la température est bonne. Si la température devient trop chaude, arrêtez de faire chauffer : vous pouvez déguster votre soupe !

Par exemple :

- 2 concombres, 2 poivrons verts, 1 oignon, ½ citron, 10 brins de persil

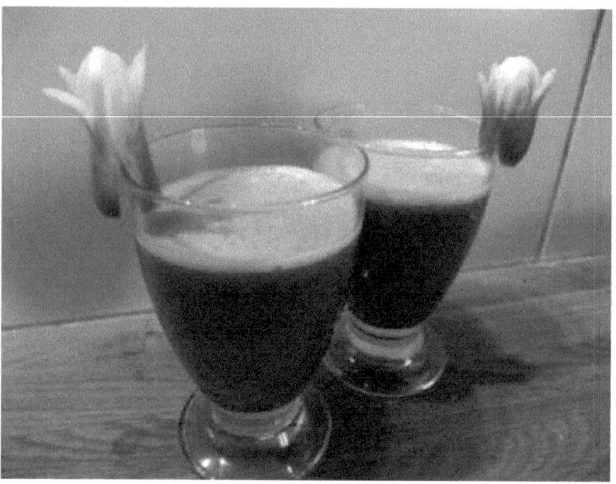

- 5 carottes, 2 poivrons rouges, ½ oignon, 1 petit tronçon de piment

<u>Au blender</u>

Mettez les ingrédients désirés dans le bol du blender, ajoutez de l'eau (chaude si vous voulez obtenir une soupe chaude), et mixez jusqu'à obtention de la consistance désirée.

Par exemple :

- 5 carottes, 3 pommes, 1 gousse d'ail, 1 c de paprika, 2 avocats

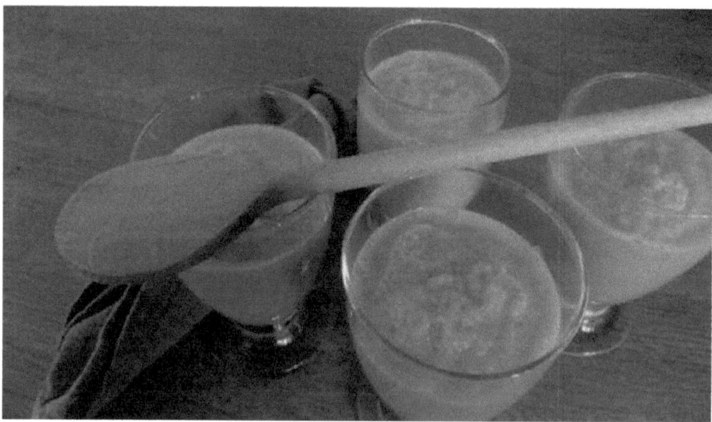

- 300 g de champignons, 4 carottes, 1 gousse d'ail, ½ bouquet de persil

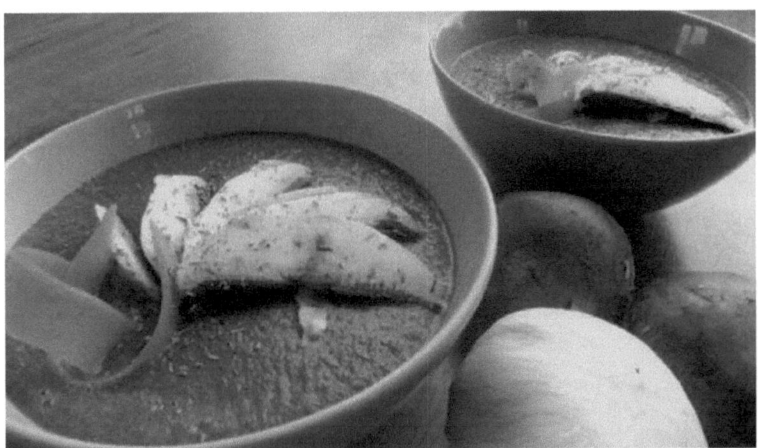

Spaghettis crus et sauces

Réaliser des spaghettis crus ne demande pas beaucoup de temps, simplement le bon appareil : le spiraliseur, qui vous permettra de réaliser des spaghettis de courgettes, concombres, carottes, betteraves... Il suffira ensuite de les accommoder avec une sauce. Par exemple :

Sauce Champignons Tomates

- 300 g de champignons
- 1 tasse de tomates séchées
- 1 gousse d'ail
- 1 cuillère à soupe de thym frais

Mixez le tout et versez sur les spaghettis.

Sauce Tomates Betterave

Mixez ensemble dans un blender haute vitesse :

- 3 carottes
- 1 petite betterave rouge
- ½ oignon rouge
- ½ bouquet de coriandre fraîche
- 1 tasse de tomates séchées

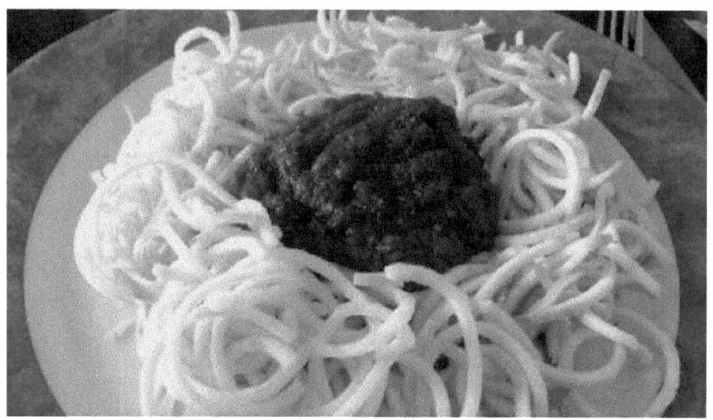

Sauce Poivrons Tomates

Mixez ensemble dans un blender haute vitesse :

- 4 carottes
- 2 poivrons
- ½ oignon
- 1 tasse de tomates séchées

Biscrus

La recette des biscrus est facile à retenir : il suffit de mélanger 1 poids de fruits séchés pour 2 poids de fruits secs ou de graines.

Deux méthodes pour cela :

- La première consiste à mettre les ingrédients dans le bol de votre robot ménager équipé de la lame en S, et de faire tourner jusqu'à obtention d'une consistance homogène et fine.
- La seconde méthode est de passer les fruits séchés, puis les fruits secs, petit-à-petit, dans votre extracteur de jus muni du tamis plein. Il faudra ensuite mélanger à la main ou à la cuillère pour homogénéiser.

Ensuite, vous pourrez soit former de petites boules que vous aplatirez, soit étaler la pâte entre deux feuilles de papier antiadhésif, à l'aide d'un rouleau à pâtisserie, et découper des formes de biscrus avec des emporte-pièces. Les biscrus se mangent tels quels, ou déshydratés jusqu'au croustillant souhaité (à 42° pour garder la qualité crudité).

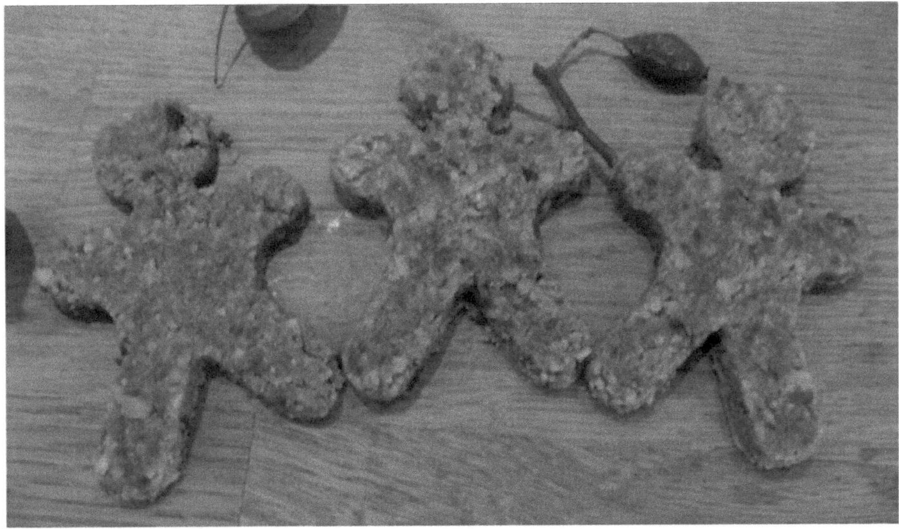

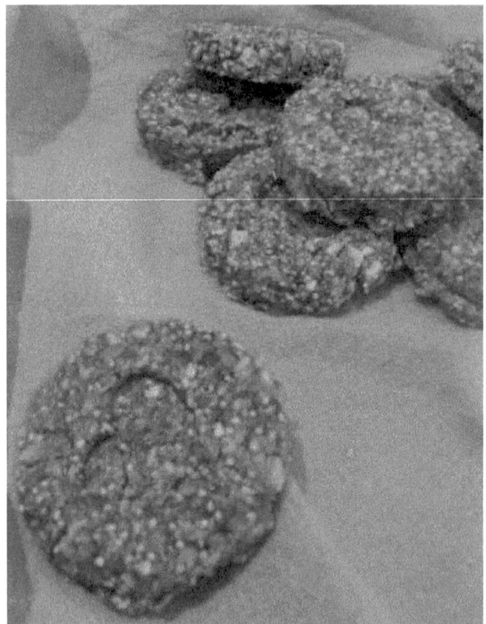

Plusieurs mélanges se marient bien :

- Dattes / amandes : un classique !
- Figues / pistaches
- Abricots / noix
- Papaye / noix de coco
- Fraises / noisettes…

Il n'y a de limites que celles de votre imagination

De nombreuses autres recettes végétaliennes et/ou crues sur mon site :

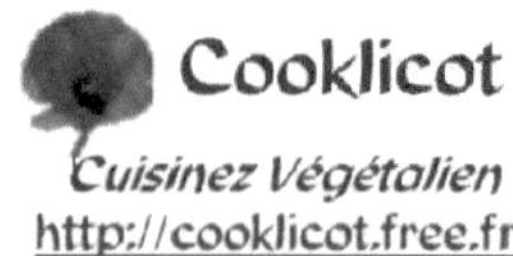

Chapitre 7 :

Fiches récapitulatives détachables

Exercice de respiration

A pratiquer 3 fois par jour :

- Installez-vous confortablement
- Détendez-vous au maximum
- Fermez les yeux
- Respirez par le nez sans faire de bruit, en gonflant le ventre :
    - Inspirez pendant 3 secondes
    - Bloquez la respiration pendant 3 secondes
    - Expirez pendant 4 à 5 secondes
- Continuez pendant 10 minutes

Au bout d'une semaine, ajoutez une seconde à chaque phase : inspirez pendant 4 secondes, bloquez pendant 4 secondes, expirez pendant 5 à 6 secondes.

La semaine suivante, augmentez encore chaque phase d'une seconde.

Faites de même chaque semaine jusqu'à atteindre une inspiration de 20 secondes, un blocage de 20 secondes et un expir de 21 à 22 secondes.

La semaine d'après, inspirez pendant 20 secondes, bloquez pendant 20 secondes, expirez le plus longtemps possible sans forcer.

Les poisons alimentaires

- Les produits laitiers
- Les céréales à gluten
- La viande, le poisson, les œufs
- Les légumineuses
- Les sucres raffinés
- Le sel
- Les pesticides, engrais, conservateurs, colorants…

Les besoins de notre organisme

Ce dont le corps a besoin :		Où trouver ces éléments :	Pour quoi faire :
Eau		Dans les eaux non minéralisées, les jus frais, les tisanes, les fruits aqueux	Renouvellement des liquides corporels
			Aide à l'élimination des déchets
Nutriments	***Sucres simples*** (glucides)	Dans les fruits (fructose) et légumes (glucose)	« Carburant » de nos cellules
	Acides aminés (protides)	Dans les verdures en très grande quantité, en moindre mesure dans les légumes et fruits	Eléments de base pour la construction des protéines humaines
	Acides gras simples (lipides)	Dans les fruits gras (avocats, olives, noix de coco) et les oléagineux (noix, amandes, graines…)	Construction des membranes cellulaires
			Véhicules pour la communication entre l'intérieur et l'extérieur des cellules
			Utilisés pour la combustion des sucres simples par les cellules
	Vitamines	Dans les fruits et légumes	Métabolismes divers
	Minéraux	En très grandes quantité dans les verdures, ainsi qu'en plus petite quantité dans les fruits et légumes	
	Acides faibles des fruits	Dans les fruits	Dissolution des amas calciques (sels neutres déposés)
			Hydrolisation des acides gras
	Alcoloïdes des fruits		Permettent l'utilisation des minéraux
	Principes amers des fruits		Aident le foie et le pancréas dans leur fonctionnement

Combinaisons alimentaires

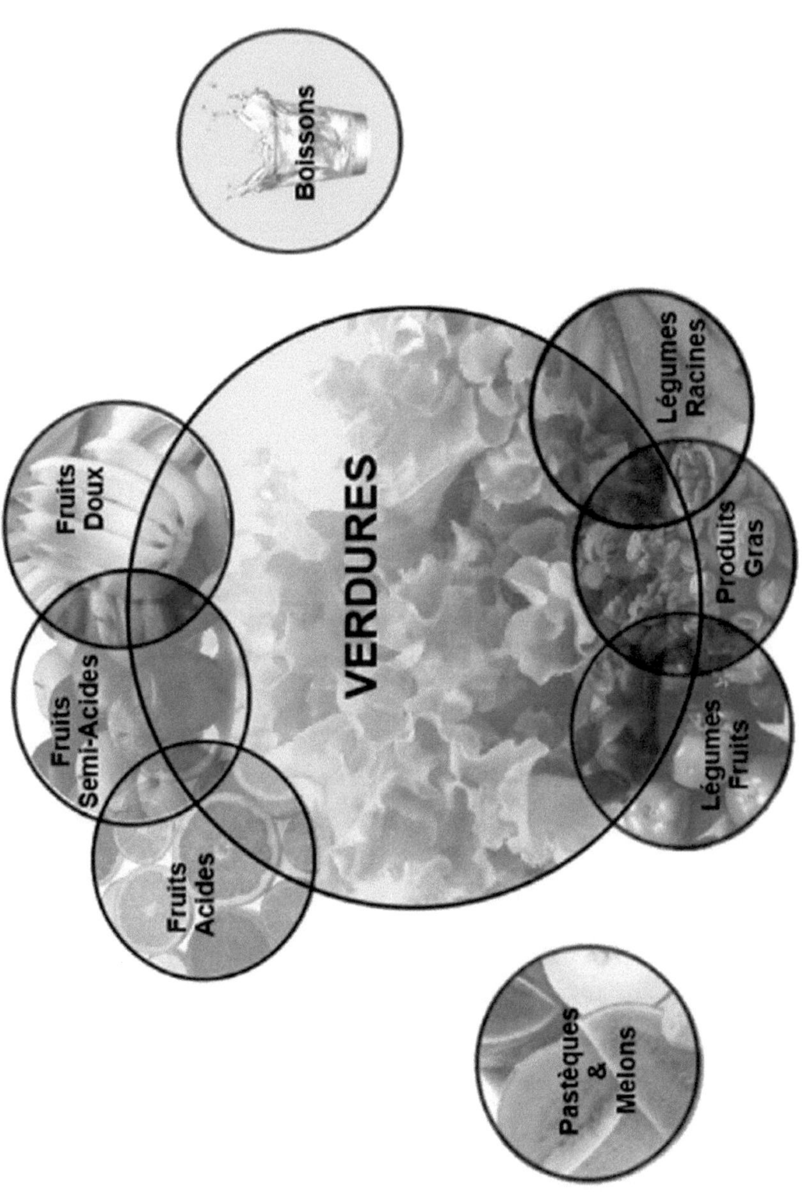

Temps de digestion des différents aliments

Aliments	Stagnation dans l'estomac
Eau	Ne reste pas
Jus (débarrassés des fibres insolubles)	10 minutes
Fruits et légumes mixés (fibres partiellement cassées)	20-30 minutes
Pastèques et melons	30 minutes
Fruits acides gorgés de jus (ananas, agrumes, grenades, raisins, kiwis, abricots…)	35 minutes
Fruits semi-acides (pommes, poires, fruits rouges sauf framboises, pêches, mangues, litchis, prunes…)	40 minutes
Fruits doux (bananes, figues, dattes, papayes, kakis)	45 minutes
Légumes-fruits (tomates, concombres, poivrons) et verdures	45-50 minutes
Légumes cuits à la vapeur (fibres adoucies par la cuisson)	45 minutes
Légumes racines (carottes, panais, betteraves, navets…)	50 minutes
Féculents riches en amidon (pommes de terre, patates douces, maïs doux, courges, châtaignes, topinambours…)	50 minutes
Graines, amandes et noix	2 à 3 heures
Produits laitiers	4 à 5 heures
Viandes et poissons	5 heures environ

Classement des végétaux

Fruits acides	Ananas, agrumes, grenades, raisins, kiwis, abricots, framboises
Fruits semi-acides	Pommes, poires, fruits rouges (sauf framboises), pêches, mangues, litchis, prunes
Fruits doux	Bananes, figues, dattes, papayes, kakis, raisin Muscat, raisons Thompson
Légumes-fruits	Tomates, concombres, poivrons, courgettes, aubergines, chayottes
Légumes racines	Carottes, panais, betteraves, navets, betteraves, choux-raves, rutabagas, cerfeuils tubéreux, radis, céleris-raves, salsifis
Féculents	Pommes de terre, patates douces, maïs doux, courges, châtaignes, topinambours

Programmes / objectifs

1er programme :

Ajouter les fruits et les jus

- ➔ Remplacer tous les grignotages par un verre de jus ou un à plusieurs fruits
- ➔ Boire au moins 50 cl de jus frais par jour
- ➔ Mangez des fruits dès que vous y pensez et que vous avez un peu faim

2ème programme :

Remplacer le petit-déjeuner par un repas de fruits

- ➔ Fruits à la croque
- ➔ Salades de fruits
- ➔ Moussies de fruits

3ème programme :

Diminuer puis supprimer les poisons majeurs

➔ Remplacer le **sel de table** par du sel de céleri

➔ Trouver des alternatives aux **produits laitiers** :

- remplacer le lait par des « laits » végétaux
- remplacer la crème fraîche par de la crème d'amande, de riz ou de coco
- remplacer les yaourts par des desserts de fruits ou des yaourts au lait de riz
- remplacer le fromage par des fromages végétaux
- remplacer le beurre par des beurres d'oléagineux, de l'huile d'olive...

➔ Remplacer les céréales à gluten :

- remplacer le pain par du pain au sarrasin, des galettes de riz, des galettes
- confectionner des biscuits à base de farine de sarrasin ou de beurres d'oléagineux
- réaliser des galettes bretonnes au sarrasin
- remplacer tous les autres féculents par des pommes de terre, des châtaignes ou du quinoa

4ème programme :

Supprimer les excitants (thé, café, alcool)

➔ Buvez des jus frais de légumes et de fruits

➔ Buvez des tisanes ou infusions d'épices

5ème programme :

Supprimer les produits animaux

(viande, poisson, œufs)

6ème programme :

Supprimer les produits céréaliers sans gluten

et les légumineuses

➔ Débuter chaque repas par une grosse salade de verdures + fruits OU verdures + légumes

➔ Continuer le repas par un plat de légumes cuits à la vapeur et de féculents (quinoa, pommes de terre, châtaignes, patates douces).

7ème programme :

75% de cru

➔ Commencer la journée par un repas de fruits

➔ A midi, prendre un repas de fruits (moussies, salades de fruits…)

➔ Repas du soir : grosse salade de verdures + crudités, suivie d'un plat de légumes cuits à la vapeur (et § ou de féculents)

8ème programme :

100% de cru

➔ Si vous le souhaitez

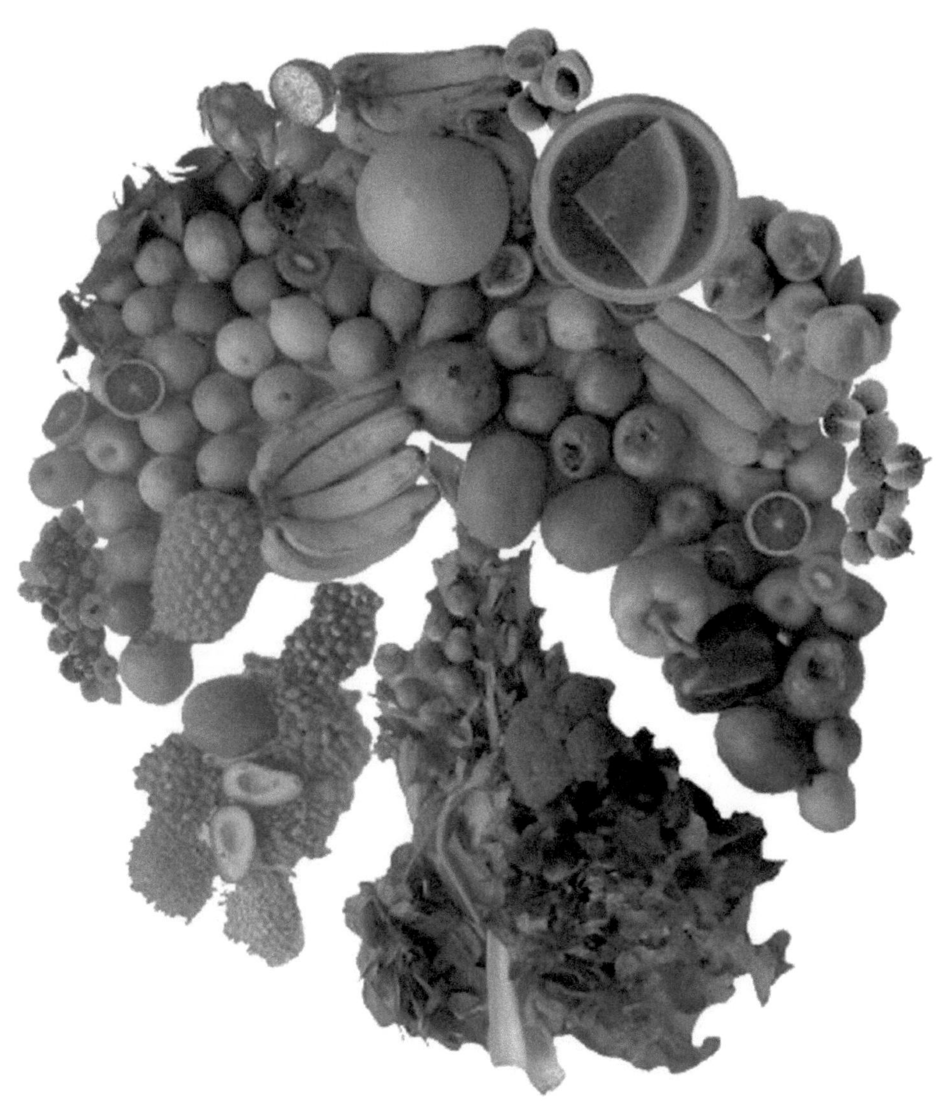

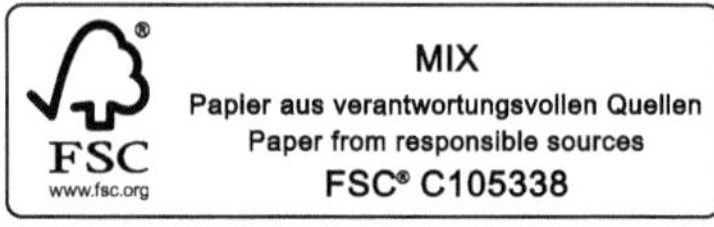

Printed by Books on Demand GmbH, Norderstedt / Germany